中国医学临床百家

曹泽毅 / 著

子宫颈癌
曹泽毅 2021 观点

U0193967

科学技术文献出版社
SCIENTIFIC AND TECHNICAL DOCUMENTATION PRESS
·北京·

图书在版编目（CIP）数据

子宫颈癌曹泽毅2021观点 / 曹泽毅著. —北京：科学技术文献出版社，2021. 1
（2021.4重印）

ISBN 978-7-5189-7333-0

Ⅰ.①子…　Ⅱ.①曹…　Ⅲ.①子宫颈疾病—癌—诊疗　Ⅳ.① R737.33

中国版本图书馆 CIP 数据核字（2020）第 221509 号

子宫颈癌曹泽毅2021观点

策划编辑: 袁婴婴　责任编辑: 帅莎莎　袁婴婴　责任校对: 张永霞　责任出版: 张志平

出　版　者	科学技术文献出版社
地　　　址	北京市复兴路15号　邮编　100038
编　务　部	(010) 58882938，58882087（传真）
发　行　部	(010) 58882868，58882870（传真）
邮　购　部	(010) 58882873
官 方 网 址	www.stdp.com.cn
发　行　者	科学技术文献出版社发行　全国各地新华书店经销
印　刷　者	北京地大彩印有限公司
版　　　次	2021 年 1 月第 1 版　2021 年 4 月第 2 次印刷
开　　　本	710×1000　1/16
字　　　数	57千
印　　　张	6.75　彩插2面
书　　　号	ISBN 978-7-5189-7333-0
定　　　价	98.00元

序
Preface

韩启德

欧洲文艺复兴后，以维萨利发表《人体构造》为标志，现代医学不断发展，特别是从19世纪末开始，随着科学技术成果大量应用于医学，现代医学发展日新月异，发生了根本性的变化。

在过去的一个世纪里，我国现代化进程加快，现代医学也急起直追。但由于启程晚，经济社会发展落后，在相当长的时期里，我国的现代医学远远落后于发达国家。记得20世纪50年代，我虽然生活在上海这个最发达的城市里，但是母亲做子宫切除术还要到全市最高级的医院才能完成；我患猩红热继发严重风湿性心包炎，只在最严重昏迷时用过一点青霉素。20世纪60—70年代，我从上海第一医学院毕业后到陕西农村基层工作，在很多时候还只能靠"一根针，一把草"治病。但是改革开放仅仅40多年，我国现代医学的发展水平已经接近发达国家。可以说，世界上所有先进的诊疗方法，中国的医生都能做，有的还做得更好。更为可喜的是，近年来我国医学界开始取得越来越多的原创性成果，在某些点上已经处于世界领先地位。中国医生已经不再盲从发达国家的疾病诊疗指南，而能根据我们自己的经验和发现，根据我国自己的实际情况制定临床标准和规范。我们越来越有自己的东西了。

要把我们"自己的东西"扩展开来，要获得越来越多"自己的东西"，就必须加强学术交流。我们一直非常重视与国外的学术交流，第一时间掌握国外学术动向，越来越多地参与国际学术会议，有了"自己的东西"也总是要在国外著名刊物去发表。但与此同时，我们更需要重视国内的学术交流，第一时间把自己的创新成果和可贵的经验传播给国内同行，不仅为加强学术互动，促进学术发展，更为学术成果的推广和应用，推动我国医学事业发展。

我国医学发展很不平衡，经济发达地区与落后地区之间差别巨大，先进医疗技术往往只有在大城市、大医院才能开展。在这种情况下，更需要采取有效方式，把现代医学的最新进展以及我国自己的研究成果和先进经验广泛传播开去。

基于以上考虑，科学技术文献出版社精心策划出版《中国医学临床百家》丛书。每本书涵盖一种或一类疾病，由该疾病领域领军专家撰写，重点介绍学术发展历史和最新研究进展，并提供具体临床实践指导。临床疾病上千种，丛书拟以每年百种以上规模持续出版，高时效性地整体展示我国临床研究和实践的最高水平，不能不说是一个重大和艰难的任务。

我浏览了丛书中已经完稿的几本书，感觉都写得很好，既全面阐述有关疾病的基本知识及其来龙去脉，又介绍疾病的最新进展，包括笔者本人及其团队的创新性观点和临床经验，学风严谨，内容深入浅出。相信每一本都保持这样质量的书定会受到医学界的欢迎，成为我国又一项成功的优秀出版工程。

《中国医学临床百家》丛书出版工程的启动，是我国现代医学百年进步的标志，也必将对我国临床医学发展起到积极的推动作用。衷心希望《中国医学临床百家》丛书的出版取得圆满成功！

是为序。

作者简介
Author introduction

曹泽毅，教授、博士生导师。曾任华西医科大学校长、卫生部副部长、中华医学会常务副会长、中华医学会妇产学分会主任委员、中华医学会妇科肿瘤学分会主任委员，现任中国宫颈癌防治工程组委会主任、中国宫颈癌防治研究协作组副组长、中国医科大学航空总医院名誉院长。

1956年毕业于华西医科大学，1968年获北京医科大学妇科肿瘤学硕士学位，1982年获瑞士巴塞尔大学医学博士学位，后获美国哈佛大学、安德森肿瘤医院、香港大学、香港中文大学名誉教授，以及瑞士妇产科学会名誉会员。主要科研方向为妇科肿瘤（特别是子宫颈癌的诊断、治疗及预防）、妇科肿瘤淋巴转移及淋巴化疗研究。主编书籍有《中华妇产科学》《中国妇科肿瘤学》《子宫颈癌》，以及研究生教材《妇产科学》等十余部妇产科医学专著。

前 言

Foreword

虽然子宫颈癌的诊断和治疗技术已经有了很大的进展和成绩，但是也还有一些颇受争议、没有统一之处，在《子宫颈癌曹泽毅 2018 观点》出版还不到 2 年时间里，子宫颈癌的筛查、诊断和治疗又出现了很多新的进展，有的甚至是颠覆性的变化，本书在原书的基础上对近 2 年来关于子宫颈癌的一些新进展做了一些补充和修改，重点是子宫颈病变的筛查和预测、子宫颈癌新的分期、子宫颈癌保留生育手术、新辅助化疗、腹腔镜子宫颈癌广泛手术的改进（将以视频的方式给大家呈现），并对 HPV 疫苗应用等方面提出个人的几点看法：

（1）为什么我国子宫颈癌的发病率和患病率不准确？一些使用中的数据从何而来？很多是局部地区、医院的门诊筛查数字，甚至有些是国外的估计数字，为什么我国没有全国准确的子宫颈癌发病率和患病率？因为我们没有做全国统一的子宫颈癌普查，所以拿不出全国统一数据，这种情况必须改变。

（2）子宫颈癌筛查使用的方法有待改进，一些方法已经十分落后，不应再用，而且子宫颈癌的防治应该纳入国家普查、普治的范围。

（3）各地子宫颈癌普查后的管理、随访应该严格实行，并及时对普查中发现的宫颈病变给予及时的治疗和处理。

（4）子宫颈癌临床分期：目前 FIGO 还是强调临床分期，且最新分期也只是对临床分期做一些局部改变而不做根本的更改。我们现在应用的仍是 FIGO 2018 年以临床分期为主的国际分期，特别是将淋巴转移列入Ⅲc 期还需要进一步划分和说明，我们应该向 FIGO 或 SGO 等国际妇产科组织提出对目前子宫颈癌临床分期的新建议，补充当前临床分期的不足；而是否可根据不同情况实行临床分期和手术病理分期，尚未达成一致意见。

（5）新辅助化疗在子宫颈癌中的应用：我国目前中青年子宫颈癌患者的数量不断增加，且强调治疗后的生活质量，所以，现在对一些中青年患者，如果按临床分期已超过Ⅰb 期即局部晚期（Ⅰb3 ～ Ⅱa）的患者，他们是不宜直接进行手术治疗的，那是否可以给予新辅助化疗 2 ～ 3 个疗程后，再选择对化疗反应良好者行子宫颈癌广泛子宫切除术，以达到保留功能的目的？目前国内外对新辅助化疗的应用尚有不同意见，我认为，即使新辅助化疗不能明显提高总体生存率，但可以让中青年患者有更多选择手术治疗的机会，从而达到保留功能的目的，这就是我们需要的最好治疗结果。

（6）子宫颈癌淋巴的处理：目前对Ⅰb 期淋巴没有转移的子宫颈癌患者一律采取淋巴清扫手术处理我认为是过度治

疗，一律盲目地对所有早期患者都清除整个淋巴系统，这是弊大于利的。在 20 年前我提出淋巴化疗的方法，解决了淋巴化疗给药途径这一难题，并应用影像技术，如 MRI、PET-CT 进行手术前后的淋巴转移对比检查，发现其是治疗前检查淋巴转移相对比较好的方法。

（7）现在已经发现腹腔镜广泛子宫切除手术的复发率和死亡率明显超过经腹子宫颈癌广泛子宫切除术，笔者认为不是手术切除范围的问题，但是否是其他问题尚无定论，如何看待和选择这两种手术方法，在此，我提了一些个人的看法和腹腔镜子宫颈癌广泛子宫切除术的改进手术方式。

（8）我国目前已经治疗的子宫颈癌患者中，约有 30% 的未控和复发率，这也是我国子宫颈癌重要的死亡原因。所以，加强对子宫颈癌治疗后患者的严格随访，早期发现治疗后的未控或复发患者，及时给予治疗非常重要。对手术后、放化疗后的晚期复发患者，特别是中青年患者，都不要轻易放弃，可以给予盆腔廓清术或扩大的盆腔廓清术［盆腔脏器及闭孔肌、盆底肌切除术（laterally extended endopelvic resection，LEER）］或术中联合放疗（combined operative and radiotherapeutic treatment，CORT）治疗，挽救她们的生命。

目 录
Contents

子宫颈癌与 HPV 感染的关系

1. HPV 感染的不同分型

多年来，我们在攻克癌症的过程中常常想，如果哪一天我们能够知道癌症的准确致病原因就好了。现在，我们终于知道了子宫颈癌是由一种人乳头瘤病毒（human papilloma virus，HPV）引起的。这一伟大发现是在 2008 年由 Harald zur Hausen 提出的，Harald zur Hausen 也因此荣获诺贝尔奖，但是 HPV 的发现并没有解决子宫颈癌诊治的所有问题，我们还需要做更多的探索，才能最终控制和消灭子宫颈癌。

HPV 是一种小型 DNA 病毒，属乳头状病毒科，在感染生殖道黏膜的 HPV 型别中，有 15 种能够导致子宫颈癌和高度癌前上皮内瘤病变，这些类型称为致癌型或高危型 HPV，包括 HPV16/18/31/33/35/39/45/51/52/56/58/59/68/73/82，它们也是导致外阴及阴道癌的主要病因。而其他可能具有致癌危险性的型别包括 HPV26/53/66/67/69，导致良性生殖器疣的 HPV 型别包括

HPV6/11/40/42/43/44/54/61/62/70/71/72/81。HPV16 是最常见的致癌型，全球约 54% 的子宫颈癌由该类型引起。HPV18 是第二位常见的类型，与子宫颈癌相关性约 16%。其他常见致癌型有 HPV45、HPV31 和 HPV33 等。全球范围内，不论鳞癌还是腺癌，HPV16、HPV18、HPV33、HPV45、HPV31 是主要的类型。

HPV 的类型表现有国家和地区差异，欧洲和美国的子宫颈癌患者以 HPV16 型感染为多见；东南亚地区 HPV16、HPV18 的检出率较高，中国患者则是 HPV16 检出最多。2007 年，我国 7 个不同地区的 19 家医院开展的多中心研究结果显示，在子宫颈癌患者中最常发现的 HPV 类型是 HPV16，占 76.7%，然后是 HPV18（7.8%）、HPV31（3.2%）、HPV52（2.2%）、HPV58（2.2%）及 HPV59（2.1%）。而日本以 HPV16 为主，但次者则为 HPV31、HPV52、HPV58 等亚型。

2. HPV 引起子宫颈癌前病变的病理过程及机制

在正常宫颈上皮中，HPV 可与上皮细胞黏附，然后与未知的受体结合进入细胞。HPV 可感染上皮表层细胞或由于微小损伤而暴露基底细胞，如果仅感染表层分化的上皮细胞，HPV 将会随着上皮细胞的成熟老化而脱落清除，成为短暂感染。只有感染基底细胞才有可能形成持续感染，持续性感染的机制与感染的细胞状态、细胞的内外环境和患者的免疫状态有关。如果 HPV 感染的是分化细胞，一方面在不改变宿主细胞分化程序下，

HPV 将会随宿主细胞的成熟脱落而被清除；另一方面由于产生的病毒颗粒从细胞膜表面释出，容易激活机体的免疫反应而被清除，因而不能建立持续性感染。如果 HPV 感染的是基底层未分化细胞，则有机会建立持续性感染。未分化细胞的持续性感染是 HPV 致子宫颈癌发生的主要原因。然而，与感染 HPV 的人数相比，发生宫颈上皮内瘤样病变（cervical intraepithelial neoplasia, CIN）的病例占少数，最后形成浸润癌的更少。可以想象，除 HPV 感染外，还有其他因素参与宫颈肿瘤的病理过程，但都可能与 HPV 感染及病毒癌基因 *E6* 和 *E7* 的活动有关。HPV 感染能否导致子宫颈癌，在于 HPV 与宿主细胞内外环境多种因素相互作用后的严格选择。

子宫颈癌以鳞状上皮细胞癌为主，约占 80%，其余为腺癌、小细胞癌等。普遍认为宫颈鳞状细胞癌是由 CIN 发展而来，CIN 又起源于鳞状上皮基底细胞。CIN 分为低级别 CIN（CIN Ⅰ 级）和高级别 CIN（CIN Ⅱ／Ⅲ级）（图 1），两者的生物学行为不一样。在低级别 CIN 中，约 60% 自行消退，30% 长期静止维持，10% 进展到高级别 CIN，仅 1% 发展到浸润癌。在高级别 CIN 中，仍有 30% ～ 40% 可自行消退，40% ～ 50% 长期维持，12% 可进展到浸润癌。因此，子宫颈癌的发生与发展是逐步的、区域性的、阶段性的，即"宫颈上皮非典型增生（CIN 轻 - 中 - 重）→早期浸润癌→浸润癌"的病理变化。CIN 是发生在宫颈的癌前病变，是宫颈上皮进展为浸润癌的一个中间环节，其发展过程有三个倾向：①自然消退或逆转；②持续不变；③进展为更高级别的 CIN 乃至浸润癌。大多数 CIN 发生、发展缓慢，并不是 CIN 必然发展为浸润癌，也并不是所有的浸润癌患者都由 CIN Ⅲ 转变而来，也有的从 CIN Ⅰ 或 CIN Ⅱ 直接转变而来。从子宫颈癌前病变（CIN）到癌的自然演变的病理过程需要 8 ～ 10 年（表 1），因此，对 CIN 正确的治疗能有效扼制病变的进一步发展，从而将不可逆转的浸润癌有效地扼制在癌前阶段。所以，子宫颈癌其实是可以预防的疾病，其关键就在于此期的及时诊断和正确治疗。

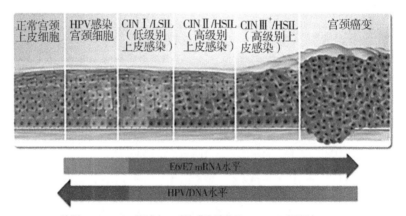

检测E6/E7 mRNA能减少一过性感染导致的HPV DNA 假阳性。

图 1　HPV 感染后宫颈上皮的演变

[引自：DOORBAR J.Molecular biology of human papillomavirus infection and cervical cancer. Clin Sci (Lond)，2006，110（5）：525-541.]

表 1　CIN 的转化时间

期别	平均年限（年）
正常到轻、中度不典型增生	1.62
正常到中、重度不典型增生	2.20
正常到重度不典型增生	4.51

3. 多数 HPV 感染是一过性的，不是病

大家已经明确高危型的 HPV 感染是子宫颈癌主要的致病原因，且 HPV 感染是通过直接的皮肤黏膜接触感染，即主要通过性生活感染。因此，在性生活比较活跃的人群中，如年轻女性，感染率很高，但是这种感染绝大多数是一过性的，因为年轻女性的免疫功能比较健全，1 ～ 2 年内 95% 以上的 HPV 会被自行清除，只有持续性的高危型 HPV 感染才可能造成 HPV 进入宫颈上皮的基底细胞，HPV 的基因与细胞基因结合，从而发生低级别宫颈病变（图 2）。但如果继续感染高危型 HPV，且病变没有得到控制或者因为其他原因导致免疫功能下降，那么就会向高级别病变发展，最终可能成为宫颈浸润癌，因此，高危型 HPV 感染是子宫颈癌发生的必要条件，没有 HPV 感染就不会有子宫颈癌。此外，从 HPV 感染到发展为子宫颈癌是一个长期而缓慢的

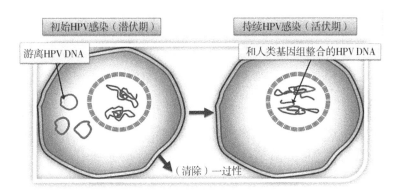

图 2　HPV 感染后的两个阶段

[引自：DOORBAR J. Molecular biology of human papillomavirus infection and cervical cancer. Clin Sci（Lond），2006，110（5）：525-541.]

过程，如果能够在其发展中的任何阶段给予正确的处理，提高免疫力，那么就可以防止子宫颈癌的发生。

当宫颈被 HPV 感染后，主要观察病毒是否会引起宫颈病变。HPV 感染和普通感冒一样，主要是通过自身免疫力来清除。关于 HPV 是否可以通过药物清除感染，目前没有确切证明，据报道，中国科学院研发的中药派特灵，对 HPV16 型阳性和 CIN 的转阴率、逆转率超过 80%。另外，近几年，北京中医药大学基础学院的研究发现，派特灵对 HeLa 细胞增生、迁移能力及 PI3K/AKT 信号转导通路有影响，而且观察到派特灵可能通过抑制 HeLa 细胞的增生和侵袭，起到抗肿瘤的作用。天津医科大学通过对动物实验观察发现，派特灵可显著提高小鼠血液中抗病毒相关因子，如 IFN-r、IL-2、TNF-α 的分泌量，改善机体抗病毒反应，降低病毒载量，起到抑制病毒复制和清除病毒的作用，并促进病变部位朗格汉斯细胞的增加，对尖锐湿疣的治疗及控制复发有一定的疗效。因此，派特灵是一个有望对抗 HPV 的中药，但还需要有前瞻性、多中心、大样本、随机双盲对照实验得出进一步结果。

HPV 和大多数病毒一样可以潜伏在宫颈上皮内，一旦免疫系统衰退、下降，便有可能引起宫颈病变。因此，HPV 感染后需要定期复查，且这过程需要反复的检测，除年度的健康体检外，还需要接受额外的随访检测。同时，需要对饮食、运动、睡眠、心理压力等进行管理，避免吸烟、饮酒，减少 HPV 复发感染率。在心理方面，医生应告诉患者，面对 HPV 感染不要双方隐瞒，要相互认识到 HPV 感染是可预防的，并且只有 HPV 阳性没有宫颈病变，则不是病，只要实施安全的性行为就可以避免重复感染，因此发现 HPV 感染也无须恐慌。

4. 只有长期、持续的高危型 HPV 感染才可能发展为子宫颈癌

HPV 感染虽是普遍现象，但具体到个体时，阳性的检测结果会带来较大的心理负担，成了令人关注的社会学问题。一般而言，绝大多数的子宫颈癌均属于慢性进展，阴性结果的受试者可在 3 ～ 5 年后再次回归常规筛查。对于阳性结果的受试者，医生应结合细胞检查结果来解释才是正确的。以 HPV16 感染为例，30 岁以上人群中 HPV16 的感染率为 1% ～ 2% 的水平（高危型 HPV 感染率为 10% ～ 20% 的水平），由于子宫颈癌中 HPV16 的感染比率超过 50%，因而即使感染了风险最大的 HPV16，其患子宫颈癌的比率也仅仅在 0.1% ～ 1% 的水平上，换而言之，100 例 HPV16 携带者中仅有不到 1 例最终能够进展为子宫颈癌。从这样的统计中不难看出，合理解释 HPV 感染的意义，特别是其对于诱发子宫颈癌的意义，无疑会降低 HPV 阳性受试者对子宫颈癌的恐惧心理。

部分妇女在感染 HPV 病毒后，因为某种原因只抑制了病毒的复制和生长，并没有完全把病毒清除掉，这样体内仍存在少

量病毒，即潜伏感染，但这不会引起细胞学改变，也不属于子宫颈癌的高危人群。另外，有 5% ~ 10% 感染 HPV 的妇女因为自身免疫因素或其他因素不能排除病毒而维持在高水平病毒载量，成为持续感染。这种 HPV 持续感染者就是子宫颈癌的高风险人群，其中约有 30% 会发展为 CIN Ⅰ，10% 发展为 CIN Ⅱ，10% 发展为 CIN Ⅲ。如果没有发现或不及时治疗，约 1% 最后会发展成子宫颈癌。因此，子宫颈 HPV 感染是否会发生宫颈上皮内高度病变乃至子宫颈癌，主要取决于病毒、宿主和环境三方面因素的相互制约平衡。此外，从病毒与宿主关系的一般机制讲，病毒携带者的体质等因素与 HPV 的迅速转归无疑具有较强的相关性，因而，从抵消对 HPV 恐惧心理的角度看，鼓励这一人群保持积极向上、开朗、阳光的心态，将会提高她们的免疫力，这无疑会有利于 HPV 阳性者的转归，从而降低子宫颈癌发生的风险。

子宫颈癌的筛查

5. 子宫颈癌筛查的起始时间和终止时间

目前，对于子宫颈癌筛查的起始时间和终止时间各国的规定不同，绝大多数国家规定 21 岁以下、65 岁以上者无须做子宫颈癌筛查。笔者认为原则是对的，但对于我国子宫颈癌发病年轻化（笔者曾收治 16 岁Ⅲb 期患者）和妇女人口老龄化的情况，在实施具体筛查中要注意以下几点：

（1）高发区人群筛查年龄可以放宽到 18 ～ 70 岁。

（2）有子宫颈癌、子宫内膜癌、卵巢癌家族患病史者，应列为筛查对象。

6. 子宫颈癌常见的筛查方式及存在的问题

由于子宫颈癌前病变以早期浸润癌为主，且大多数无明显症状及体征，因此，只能通过规律性的筛查进行早期诊断、早期治疗。目前推荐的筛查方案有：①最佳方案：HPV 检测联合液基细胞学检查，适用于经济发达地区或经济条件较好的 30 岁以上的妇女；②一般方案：HPV 检测联合传统的细胞学涂片，适用于经济不发达地区的筛查；③基本方案：醋酸染色肉眼观察法（visual inspection with acetic acid，VIA）或碘染色肉眼观察法（visual inspection with Lugol's iodine，VILI），适用于医疗条件或卫生资源很差的地区。

（1）VIA 和 VILI 检查

VIA 和 VILI 检查虽然简单且可以早期发现子宫颈病变，但 VIA 和 VILI 本身也存在其可行性和局限性。VIA/VILI 在经济不发达的发展中国家的优势是检测成本低、操作简单、技术要求低，医生、护士、助产士及初级妇幼保健人员在经过培训考核合格后皆可完成其检查，且快速可行，可立即获得检查结果，并且对位于子宫颈阴道部的病变可立即做出诊断，这对资源有限地区或需"即筛即治"的人群比较适用。但其准确性较低，笔者认为，我国还用"肉眼诊断、即筛即治"的方法非常不妥，因为该方法可能会给患者带来危害，如子宫颈生理性变化或炎症变化时，特别是年轻妇女的"子宫颈糜烂"和更年期妇女的子宫颈是不易着色的，这是由于内分泌的影响而造成的，所以面对这种情况，即使是有经验的医生在肉眼检查中，也难以辨别这种醋酸白或碘染色阳性是生理性的还是病变，这会导致误诊，很容易被医生误认为是子宫颈病变而给予治疗，这不但会造成过度治疗，而且会给患者带来心理恐慌及身体上的伤害。因此，笔者认为应避免我国西部和不发达地区继续采用肉眼染色法来评估子宫颈病变，因为这种方法已过时，存在问题也较多，且不够准确，应推荐采用自取样液基细胞学作为普查方法。

（2）宫颈细胞学筛查

宫颈细胞学检查已有近百年历史，虽然它有不足之处，但在19世纪也为子宫颈癌早期筛查做出了不可磨灭的重要贡献，后被改进为薄层液基细胞学检查（thinprep cytologic test，TCT），这大大减少了假阴性率，提高了筛查的阳性率。但至今仍困难的是，世界各国都缺乏合格的细胞病理检验人员，而培训这样的检验人员不是短期可以做到的，这就给子宫颈癌大规模普查带来了很难克服的困难。近年来，由于信息技术（internet technology，IT）的发展，已可以用计算机阅片代替人工操作，进而可以节省大量人力和时间，这也同时解决了大规模筛查人力资源不足的困扰。

（3）HPV 检测

已经明确 HPV 感染是子宫颈癌的主要致病因素，因此检测是否感染 HPV 就成为早期发现子宫颈癌的一种重要方式。但是，由于 HPV 在妇女中的感染非常普遍，特别是青年妇女感染率很高（但自身去除率也很高），故据此认为对 30 岁以下妇女的 HPV 检测意义不大。但笔者认为，目前我国子宫颈癌发病年轻化的确明显，为早期发现年轻子宫颈癌而对 30 岁以下具有高危因素（家族史、高发地区、多性伴侣、性工作者）妇女做

HPV 筛查也有重要意义，此外，对 30 岁以下已婚或未婚但性生活活跃的高危年轻妇女也需要做 HPV 筛查，阳性者再做细胞学等进一步检查，这样可以早期发现一些漏掉的年轻子宫颈癌患者。

7. DNA 倍体定量分析检测

计算机智能化的普及给医疗领域带来了巨大革新，细胞 DNA 倍体定量分析是从传统细胞形态学分析转向细胞核内遗传物质 DNA 分析的产物。宫颈上皮细胞 DNA 倍体图像分析（DNA-image cytometry，DNA-ICM）是一项计算机辅助型细胞学定量分析技术，可从分子遗传学水平来了解宫颈恶性肿瘤的发展趋势，使检测结果更具客观性。

（1）细胞 DNA 定量分析的基本原理

1）细胞生长周期与细胞 DNA 含量测定：细胞核内 DNA 含量并不是一成不变的，而是随着相应的生长阶段出现周期性改变。正常单个细胞核内平均是 23 对染色体，含量为 7.6 pg，染色体为成对倍数关系，故亦称二倍体细胞（2C 细胞）。通常细胞生长周期由 G0 期（静止期）开始，进而进入 Gl 期（增殖前期）、S 期（复制合成期）、有丝 G2 期（分裂前期），最终进入 M 期（有丝分裂期）。大部分细胞处于 G0 期（静止期），因此，以 G0 期 DNA 含量作为参照，每一个靶向细胞的核 DNA 含量与正常细胞的核 DNA 含量之比即为 DNA 指数（DNA index，DI）。G0 期 DI

等于 1，为 2C 细胞；增殖前期（G1 期）时，DNA 含量尚未出现改变，DI 仍等于 1；复制合成期（S 期）时，DI 介于 1～2 之间；有丝分裂前期（G2 期）时，DNA 成倍增加，DI 等于 2，含量为 15.2 pg；有丝分裂期（M 期）时，细胞均分为两个子代细胞，分别为两个 2C 细胞，细胞核 DNA 含量恢复到含量为 7.6 pg。

2）肿瘤细胞的生长与细胞 DNA 含量的改变：当细胞受到致癌因素刺激，细胞染色体基因容易发生突变，细胞核内 DNA 碱基也会发生相应异常改变，导致核内 DNA 数量的异常或核内 DNA 含量明显增高，DI ≥ 2.5 倍 2C 细胞，即为 ≥ 5C 细胞；DI ≥ 2.5 倍 4C 细胞，即为 9C 细胞。当细胞发生恶变时，恶性肿瘤细胞生长调控机制紊乱，具有无限增殖能力。细胞增殖的本质是染色体的复制，通过合成大量的核酸来满足自身迅速生长的需要，表现为 DNA 合成的加速及含量的增加，从而造成 DNA 的大量堆积，形成非整倍体细胞。因此，细胞核 DNA 的变化可以作为直接反映肿瘤细胞增殖能力的重要生物学指标。

（2）细胞 DNA 倍体定量在宫颈病变筛查分流中的应用

国内外已有大量关于细胞 DNA 倍体定量分析用于子宫颈癌及癌前病变诊断的报道。2005 年美国科学院院士 Duesberg 曾在 Science 一文章中指出，异倍体细胞是与肿瘤相互作用的结果，非整倍体细胞是产生肿瘤的主要病因，肿瘤亦是非整倍体细胞发展的最后结局。大量肿瘤病理学和临床研究证明，肿瘤发展初始阶段，DNA-ICM 可观察到一个或几个非整倍体细胞随着病变进展，显微镜下能够直接观测到大量 DNA 含量不均匀的细胞，Barlogie 等指出非整倍体 DNA 细胞可以认为是癌症的重要标记物。孙小蓉等曾报道，异倍体 SC 细胞率在意义不明的非典型鳞状上皮细胞（atypical squamous cells of undetermined significance，ASCUS）中为 20%，低级别鳞状上皮内病变（low-grade squamous intraepithelial lesion，LSIL）中为 50%。高级别鳞状上皮内病变中（high-grade squamous intraepithelial lesion，HSIL）为 82%。Grote 等报道，非整倍体细胞率在宫颈上皮内瘤变 CIN Ⅰ、CIN Ⅱ和 CIN Ⅲ中分别为 54%、64% 和 83%。暨南大学的一硕士论文中对广东及湖北两地区健康体检人群953例进行调查发现，在病理切片结果为炎症、CIN Ⅰ、CIN Ⅱ、CIN Ⅲ和子宫颈癌（cervical cancer，CC）体检者中，细胞 DNA 倍体阳性率各为 8.3%、23.1%、57.9%、42.9% 和 66.7%；在 TCT 级别中，无上皮内病变或恶性病变（negative for intraepithelial lesion or malignancy，NILM）为 1.8%、ASCUS 为 15.3%、LSIL 为 42.1%、HSIL 为 52.9%、CC 为 80.0%，调查数据显示，DNA 异倍体阳性率随着病变程度的加剧而增加。

在子宫颈癌及癌前病变的诊断及恶性度发展趋向评估中，细胞 DNA 异倍体阳性是指 > 5C 细胞有 3 个或以上者。宫颈细胞中 DNA-ICM 异倍体细胞数目与病变程度相关，可能原因在于恶性度越高，核异质细胞越多，增生越活跃；另一个原因是 CIN 级别是依据病变细胞在宫颈上皮层分布不同而划分的。异型增生细胞累及宫颈上皮层下 1/3，核分裂象少，诊断为 CIN Ⅰ；异型增生细胞累及上皮层下 2/3 时，核分裂象中等，诊断为 CIN Ⅱ；异型增生细胞累及上皮全层时，核分裂象大量，诊断为 CIN Ⅲ；异型增生细胞越接近上皮层细胞，非整倍体细胞数目亦越多。

（3）DNA 倍体定量分析技术在宫颈病变筛查应用中的比较

暨南大学附属第一医院张文恒在子宫颈癌前病变筛查研究中发现，若将细胞 DNA 倍体定量分析与 TCT、高危型人乳头瘤病毒感染（high risk human papillomavirus infection，HR-HPV）进行比较，细胞 DNA 倍体定量分析敏感度虽不及 TCT 及 HR-HPV，但特异度却优于 TCT 及 HR-HPV，在配合"三阶梯"筛查分流中，按序系列与并列筛查方案中，DNA-ICM 配合"三阶梯"筛查，DNA-ICM、TCT、HR-HPV 和 HPV16/HPV18 型四者均阳性，且按序系列组合时，可提高筛查特异度及阳性预测值，降低过度诊断率；DNA-ICM、TCT、HR-HPV 和 HPV16/HPV18 四者任一阳性并联组合时，可提高筛查敏感度，减少不足诊断。林丹对 502 例子宫颈癌筛查者同时行 TCT 检查、细胞 DNA 倍体定量分析及高危型 HPV 检测，又对检测异常者进行阴道镜下宫颈活体组织检查，发现 TCT 对 CIN Ⅱ敏感度为 52.17%、特异度为 98.24%，DNA 倍体定量分析对 CIN Ⅱ敏感度为 78.26%、特异度为 90.93%，TCT 联合高危型 HPV 检测对 CIN Ⅱ$^+$敏感度为 100%、特异度为 92.70%，DNA 倍体定量分析联合高危型 HPV 检测对 CIN Ⅱ$^+$敏感度为 91.30%、特异度为 92.19%，故 DNA 倍体定量分析联合高危型 HPV 检测是筛查 CIN Ⅱ$^+$的有效方法，有一定的临床应用价值，特别适合在医疗资源缺乏的地区实施。

细胞 DNA 倍体定量分析主要是用仪器检测的方式将其可疑细胞挑出来，便于人工复核，大大减少了病理医生的工作量。DNA-ICM 在与"三阶梯"筛查的对照中，其特异度可以补足"三阶梯"筛查的缺憾，并且宫颈上皮脱落细胞标本保存时间长，具有重复性和稳定性，且其价格低廉，适合在缺乏细胞病理医生的基层医院开展。

（4）全自动 DNA 图像系统的基本结构及其与流式细胞仪的比较

细胞 DNA 倍体定量分析原理与流式细胞术（flowcytometer，FCM）相似，计算机收集其光学信号，转变成计算机信号，进而分析各种指标，从而得出其数字化的计算数据。FCM 能够精确检测细胞 DNA 含量变化，以用于各种恶性肿瘤的诊断及预测，国内外均有大量文献报道。但是流式细胞仪主要针对 > 10 000 个细胞的大剂量标本进行检测，不能检测小量非正常样本和混合样本，且其重复性差，价格昂贵。而 DNA-ICM 能够对极少量的细胞核做 DNA 含量和倍体分析以进行补充，并可同时人工设定参数，通过测量细胞核的形态参数（面积、形态因子、纹理特征等）进行质控和复核。细胞 DNA 倍体定量标本具有重复性，其仪器设备为流式细胞仪设备费用的 1/3，这大大减少了其经济成本。故 DNA-ICM 逐渐在病理诊断学、细胞生物学、组织胚胎学、遗传免疫学等国际领域得到了越来越广泛的应用，现已经成为 DNA 倍体定量测量，尤其是肿瘤的细胞学诊断的一项快速、客观、有效的重要手段。

（5）DNA 倍体定量分析在临床应用中的局限性及前景

影响核内 DNA 含量测定的因素主要有以下几种。①整倍体肿瘤细胞因素：某些生理情况下，细胞亦存在少量多倍体细胞，某些良性肿瘤组织中，4C 细胞占有一部分比例，因此，并非所有的恶性肿瘤组织最后均形成非整倍体。某些癌症自身即为二倍体，如白血病、鼻咽癌等，无论病情如何进展及恶化，染色体对数仍为二倍体。对于此类肿瘤，细胞 DNA 倍体图像定量分析技术是无法将其和正常二倍体细胞真正区别的。②其他非整倍体细胞因素：通常来讲，非整倍体的出现与肿瘤的增殖状态密切相关，非整倍体细胞数量越多，其预后越差。但在某些生理情况下仍有可能出现少量非整倍体细胞，如正常细胞刚好处于 S 期，DNA 可见少量 5C 细胞。而某些外界干扰，如维生素 B_{12} 缺乏、放疗或病毒感染（HPV 一过性感染、艾滋病病毒）也可影响 DNA 含量出现暂时性的改变，但 DNA-ICM 并不能实际地区分这些干扰因素，进而做出判读或误读，这是导致其敏感度或特异度下降的原因。③ DNA-ICM 硬件和软件系统因素：细胞图像分析系统以测量组织细胞核内积分光密度（integrated optical density，IOD）为基本原理，仪器系统的各个组成部分均可以影响测量结果的真实性，如摄像头的种类（黑白或彩色）、显微镜的性能（如物镜的倍率、r 值、杂散光、阴影、聚焦等）、图像分割处理、机器本身的噪声等均可影响 DNA-ICM 对实际细胞核内 IOD 值的判读，进而导致其测定含量下降。

虽然欧洲细胞病理学会在 DNA-ICM 的质量控制及诊断意见上已达成许多共识，但是 DNA-ICM 的检测仍然缺乏完善的质量控制和明确的诊断标准。虽然 DNA-ICM 中的软件系统会将细胞进行自动分类，分为上皮细胞、淋巴细胞、中性粒细胞、垃圾细胞、成团细胞、未知分类 6 类，但是 DNA-ICM 系统软件不能分割重叠及成团细胞、细胞碎片等，而是将其自动归为垃圾细胞，予以剔除，而对于细胞核容易重叠成团的腺癌细胞不能进行自动识别，就会导致这类肿瘤出现假阴性率。

DNA 倍体细胞病理学定量分析检测技术的自动化、智能化和规范化随着薄层液基制片技术方法的改进，摒弃了直接涂片容易造成的细胞聚集、粘连成团、炎性和血性分泌物附着等缺陷，提高了细胞学筛查的敏感度和特异度。对于人口众多、经济状况差、医疗资源水平不均衡、细胞病理医生匮乏的发展中国家来讲，仅有高质量的细胞涂片技术是远远不够的，特别是基层医院，细胞病理医生人员不足、医患供需矛盾，筛查、培训、审核制度没有统一进行市场规范化和标准化，Bethesda 系统（the Bethesda system，TBS）里每个人的认识水平、经验水平不一，所以即便是相同的人早晚阅片也可能得出两种不同的结论。

科学技术推动了医疗领域的发展，细胞 DNA 倍体定量分析采用智能化计算机预先设置各种参数，自动对细胞进行分类和分选，从量化、标准化角度，明显减少了人为主观性误差，故其必将引领细胞分子生物学筛查的新风向。

8. HPV 检测的灵敏性和特异性值得商榷

HPV 是一类自限比率极高的病毒，一般女性感染 HPV 后，24 个月内会发生 HPV 转归（其中多数转阴发生在 1 年之内）。基于这样的数字，从 20 世纪 90 年代到至今，短期的 1 年、长期的 6 年随访调查结果表明，使用前述阈值较低的第二代杂交捕获法（hybrid capture 2，HC2）及聚合酶链式反应（polymerase chain reaction，PCR）检测均可获得良好的筛查效果。具体来说，30 岁以上人群进行 HPV 筛查时，95%HSIL 患者都能被发现 HPV 阳性（10% 的 HPV 阳性水平 *vs.*5% 细胞学阳性率水平），但细胞学的阳性率却比 HPV 阳性率要低，因而这显示了 HPV 筛查有较高的特异性。世界卫生组织（World Health Organization，WHO）与比尔及梅琳达·盖茨基金会在非洲不发达地区和印度的筛查研究表明，单独使用 HPV 进行子宫颈癌筛查可以取得比较好的效果。但 HPV 检测与其他病毒检测有所不同，因为 HPV 潜伏感染的概念是不明确的，因此，HPV 检测的灵敏性和特异性问题本身可以认为是伪问题。

首先，病毒载量无法作为评价疾病进展的指标。大量的横向和纵向结果表明，病毒载量的结论是相互矛盾的，有支持病毒载量与高级别癌前病变相关性的，也有完全不支持的。接下来举一个例子对病毒载量问题进行说明：HPV18 是一类较容易整合到宿主染色体的病毒，一旦完成了整合，每个细胞的病毒载量相对固定，且应该处于比较低的水平，而这种所谓的低载量反而更容易诱发子宫颈癌。非常典型的例子是 HPV18 的细胞株——海拉（HeLa）细胞，目前观察到最多可以检测到 5 处病毒基因组的整合。从较大规模的人群水平上看，病毒载量与高度鳞状上皮内病变的相关性即使非常好，也不能推导出低病毒载量不具备高危性的筛查结论，即低病毒载量不是低级别病变进展的预期指标。

其次，子宫颈癌作为典型的克隆癌症，应该遵循单一刺激（即致癌剂），在促癌剂的协同作用中形成肿瘤的规律。按照流行病学的假说，HPV 无疑是唯一的刺激因子，当这一因子引发了机体全部或局部的防御系统改变后，这一因子已经没有存在的必要。早期的牛乳头瘤病毒 4 型（bovine papilloma virus type 4，BPV4）致癌实验的结果也支持这一假说。在这个实验中，早期刺激时可以观察到 BPV4 的存在，一旦完成肿瘤的建成，BPV4 反而无法被 PCR 检测法检出。在这样的逻辑下，HPV 在诱发子宫颈癌的初期有存在的必要，病毒感染而使机体进入不可逆的肿瘤进展后，病毒的存在失去意义。大家知道，丧失了选择压力，病毒可能仅维持低水平或完全消失，这可能和乙型肝炎病毒感染机制有类似的地方。上述逻辑也很明显地否认病毒载量与 HSIL 及子宫颈癌的相关性。

最后，HPV 感染机制不明确。在众多指南中，虽然提出连续的检测阳性可以表明持续的 HPV 感染状况，而且这一概念也被众多的队列研究所证实，但这并不等于连续的检测阳性就是 HPV 的潜伏感染状态，在此之前我们需要明确，如潜伏状态下，HPV 的病毒载量下限是多少？HPV 病毒的抑制因素是什么？所以各种有关病毒调控的机制没有明确就很难确定 HPV 的潜伏感染。造成这样窘境的原因在于，HPV 尚没有建立体外复制系统，因而上述机制的发生无从研究。

从以上的分析不难看出，确定 HPV 感染标准时，无法建立一个清晰的病毒载量标准，正是基于这样的原因，单纯从机制出发，确定 HPV 检测灵敏性和特异性本身的意义值得商榷。但是，这个问题被循证医学给出了解决方案，即让 HPV 检测直接与临床症状挂钩，通过其相关性，建立检测灵敏性和特异性标准。

9. 自取样器方式筛查子宫颈癌

由于多年来我们各地的子宫颈癌普查率很难达到 85% 以上，所以至今很难统计全国各地区子宫颈癌的发病率或患病率，尤其是一些妇女（不完全是农村妇女）不方便或不愿意到医院或普查点检查。现在我国女性已经开始接受使用自采样器方式做筛查，这意味着我国全民子宫颈癌筛查的愿景指日可待。

自采样器通过深部阴道冲洗方式收集宫颈阴道标本，该采样器专为女性身体设计，圆顶光滑，置入阴道内自动滑向正确的方向，朝向子宫颈，采样过程无痛并有良好的体验。该装置里有无菌缓冲盐水，采样器插入部分的圆顶包含 4 个孔，当采样人按下白色按钮时，缓冲盐水通过这些孔向外排出，系统在负压的作用下，液体被吸入采样器，最后我们将样本转移到保存管中储存和运送（图 3、图 4）。采样器操作简单、方便。

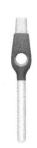

图 3　德尔菲灌洗式采样器

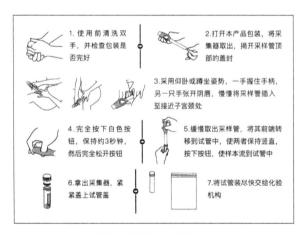

图 4　德尔菲灌洗式采样器使用说明

10. 子宫颈癌筛查后的管理

筛查工作是子宫颈癌早期发现的第一步，因此，子宫颈癌筛查后的管理十分重要，而这恰恰是我国筛查工作中的薄弱环节，因为筛查过程中需要人工整理资料、收集病理报告、数据分类、随访等，工作量杂且繁多，很多筛查到最后往往是筛查工作场面热烈、但筛查后冷冷清清。整理、统计、随访等工作缺乏人手，即使按时交出结果，也有不少疏漏之处，无人核查，也无严格随访观察、及时处理，更有的将筛查资料束之高阁，所以一些资料的可信度、科学性不高，不能作为全国统一资料应用。

（1）子宫颈癌筛查后随访的必要性：目前在发达国家及医疗技术、设施比较完善的国家，筛查后标准管理的模式为：筛查→筛查异常者建议阴道镜检查→阴道镜评估，在异常区域行多点活检，必要时随机活检，子宫颈管取样→病理结果作为诊断的金标准，根据病理结果决定下一步处理（治疗或随访）。一项对阴道镜检查及阴道镜指引下多点活检结果的分析发现，阴道镜检查+阴道镜指引下活检其诊断 CIN Ⅱ$^+$ 的敏感性为 65% 左右，这意味着有约 1/3 的 CIN Ⅱ$^+$ 患者在初次阴道镜检查时会被漏诊，所以，子宫颈癌筛查后随访是十分有必要的。

（2）子宫颈癌筛查后的随访：①建立有效的转诊系统，及时转诊：各筛查中心对于筛查中发现有子宫颈病变高风险（HSIL、可疑癌）的妇女应立即转诊至具有阴道镜检查评估能力的医院；对于筛查中发现的子宫颈病变低风险（LSIL）的妇女应尽快转诊至具有阴道镜检查评估能力的医院；而对于筛查中发现子宫颈病变（ASCUS）的妇女应在 1 个月内转诊至具有阴道镜检查评估能力的医院。②将每一次筛查资料以大数据云计算分类储存，建立有效的筛查信息登记制度。③对所有参加筛查的妇女建立个人筛查档案，每年进行有效的追访，并建立追访制度。

（3）子宫颈癌筛查后的管理：①鳞状细胞异常者：立即进行HPV 检测，阳性者做阴道镜检查。②子宫颈腺上皮异常者：建议进行子宫内膜及子宫颈管活检。③细胞学筛查未见异常者，筛查间隔为 3 年，如细胞学联合 HPV 检测为阴性，则 5 年后复查。

（4）特殊人群的 LSIL 管理：① 21 ～ 24 岁妇女的 LSIL：建议 12 个月后复查细胞学，仍为阳性做阴道镜检查。②妊娠期的 LSIL：不能做宫颈管内膜刮取术（endocervical curettage，ECC），最好是做阴道镜检查。③绝经后妇女的 LSIL：进行 HPV 检查，阳性者进行阴道镜检查。

11. 对我国子宫颈癌筛查的建议

我国到目前为止，没有一个省（除台湾）能准确统计子宫颈癌的发病率和患病率。患病率相对容易统计，即在普查时将确诊为子宫颈癌的患者都列入，不管她们是什么时间发生的，而发病率就比较难获得，因为必须是在每一次普查中发生的新病例才能算是发病率。此外，因为绝大多数的筛查都是各省、市、地区自行组织的，并非按全国随机抽样式的普查方式得到的数据，所以结果不能代表我国的子宫颈癌患病率，更不可能是年发病率，只能是各地区加起来的数据，所以，不能代表国家的流行病学数据。筛查是一项很重要的肿瘤防治基础工作，可以准确统计肿瘤的发病率和患病率，国家也需要根据每年的筛查数据来计划经费，以便有针对性地开展疫苗预防和早期干预，如在我国 7 亿多妇女中，除去青少年和老年妇女，采用临床流行病学的统计、随机抽样的调查方法，以及根据不同地区、年龄、民族、职业、文化、经济条件等统计有多少 HPV 感染者、感染的类型、参加子宫颈癌筛查的人数比例、多少宫颈病变和宫颈癌患者才能得到我国 HPV 感染、宫颈病变和宫颈癌病例的准确资料。世界各国都有本国的年度患病率和发病率，我们也应该做到。

2004 年我国成立中国宫颈癌防治工程组委会，制定了一个庞大的计划——对全国宫颈癌进行普查，经我国临床流行病学、疾病预防控制中心专家设计，随机抽样选择 120 个点，包括我国东南西北中、经济发达和不发达地区、不同民族地区，每个点具体到某个小区、街道，并普查 5000 人，联系该小区、街道的妇联组织对妇女群众进行宣传动员（25 ～ 60 岁，必须达到该普查区域上述年龄妇女的 80%，并要求在 1 个月内完成）。同时联系两家 TCT、HPV 知名企业免费提供筛查设备、器材和耗材。普查工作在广东进行了首次示范会议，但最后因普查人员费用、妇科检查耗材费用没能落实而导致这一宏伟计划流产，实在令人非常遗憾。尽管这次普查计划未能成功实现，但笔者认为，我们作为人口大国、子宫颈癌发病很高的发展中国家，必须再组织一次这样的普查才能取得我国准确的 HPV 感染、子宫颈癌早期病变和子宫颈癌的患病率和发病率数据，而后才能进一步指导我们做好子宫颈癌防治工作，并在 WHO 要求的时间内，和世界各国一起，消灭子宫颈癌。

12. 对 CIN 的预测

当查出宫颈细胞异常或已发生宫颈病变时，能否预测病变是否会发展或消退？这对中青年患者尤为重要，并可以此作为治疗的参考。据报道，海尔斯基因科技的 HPV 基因 *E6/E7* 检测和基因甲基化检测可预测子宫颈病变的程度和发展趋势。基因甲基化在多种癌症的发生中可起到重要的作用。抑癌基因和 DNA 修复基因由于超甲基化而沉默，原癌基因因甲基化水平降低而活化，且这种变化通常发生在恶性转化的早期，是一种稳定的生物标志物。目前已筛选出 6 个宫颈癌变高度相关的甲基化基因作为标志物，根据该基因与宫颈癌的相关性赋予其权重，采用加权算法，计算 6 个标志物总得分，判定其阴性或阳性。当结果中标志物 1 ～ 6 均有效，且评分加权平均数总和低于 0.5，则检测结果为阴性，提示短期内宫颈癌变风险较小，可把握好时间结婚、生育，严格做好定期检查；当结果中标志物 1 ～ 6 均有效，且评分加权平均数总和等于或高于 0.5，则检测结果为阳性，提示具有宫颈癌变风险，需进一步检查并结合阴道镜等组织病理检测结果，对宫颈病变者进行积极治疗，并对其进行严格的定期宫颈癌筛查。

子宫颈癌的临床分期

13. 子宫颈癌 FIGO 临床分期（2018 年）

作为世界范围内所有妇科肿瘤临床实践的分期标准，多年来国际妇产科联盟（international federation of gynecology and obstetrics，FIGO）通过大量临床研究不断更新妇科恶性肿瘤的分期标准，特别对子宫颈癌进行了多次修订，最近的一次修订是在 2018 年第 21 届 FIGO 和第 15 届国际妇科肿瘤学会（international gynecologic cancer society，IGCS）会议上再次确定的。在 2012 年修订上取消了 0 期即原位癌和 CIN Ⅲ 期之后，2018 年新的临床分期只包括浸润癌，将宫颈局部浸润分为 3 个亚分期，并将淋巴结转移列入了分期（Ⅲ C），具体内容可参考表 2、图 5。

表 2　子宫颈癌 FIGO 临床分期（2018 年）

分期	肿瘤范围
Ⅰ 期	癌局限在宫颈（扩展到宫体将被忽略）
Ⅰa	镜下浸润癌，浸润深度＜ 5 mm
Ⅰa1	间质浸润深度＜ 3 mm
Ⅰa2	间质浸润深度≥ 3 mm，＜ 5 mm
Ⅰb	肿瘤局限子宫颈，镜下最大浸润深度≥ 5 mm
Ⅰb1	间质浸润深度≥ 5 mm，肿瘤最大径线＜ 2 cm
Ⅰb2	肿瘤最大径线≥ 2 cm，＜ 4 cm
Ⅰb3	肿瘤最大径线≥ 4 cm
Ⅱ 期	肿瘤超越宫颈，但未达到阴道下 1/3，或未达到盆壁
Ⅱa	侵犯上 2/3 阴道，无宫旁浸润
Ⅱa1	病灶最大径线＜ 4 cm
Ⅱa2	病灶最大径线≥ 4 cm
Ⅱb	有宫旁浸润，未达骨盆壁
Ⅲ 期	肿瘤累及阴道下 1/3 和（或）扩展到骨盆壁和（或）引起肾盂积水或肾无功能和（或）累及盆腔和（或）腹主动脉旁淋巴结
Ⅲa	肿瘤累及阴道下 1/3，没有扩展到骨盆壁
Ⅲb	肿瘤扩展到骨盆壁和（或）引起肾盂积水或肾无功能
Ⅲc	无论肿瘤大小和扩散程度，累及盆腔和（或）腹主动脉旁淋巴结 [需注明 r（影像学）或 p（病理）证据]
Ⅲc1	仅累及盆腔淋巴结
Ⅲc2	累及腹主动脉旁淋巴
Ⅳ 期	肿瘤侵及膀胱黏膜或直肠黏膜（活检证实）和（或）超出真骨盆（泡状水肿部分为Ⅳ期）
Ⅳa	侵犯盆腔邻近器官
Ⅳb	远处转移

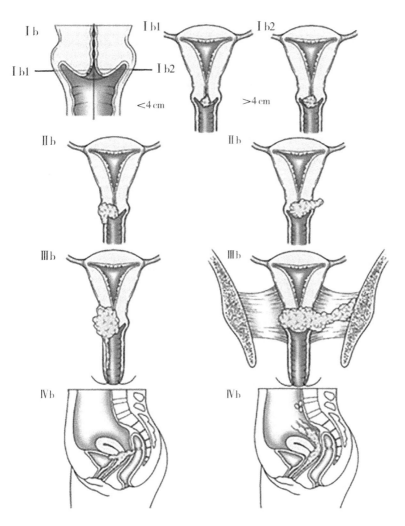

图 5　子宫颈癌 FIGO 临床分期

2018 年 FIGO 临床分期委员会再次强调：

（1）子宫颈癌的临床分期一经确定就不能改变，以治疗前的盆腔检查为准。即使手术后发现与术前不一致，也以术前检查为准，不能改变原定分期。

（2）分期根据盆腔检查确定，淋巴受累已纳入分期 [需注明 r（影像）或 p（病证）证据]，术后病理结果不能改变原分期，可另做报告。

（3）分期应由两位有经验的医生同时检查后做出诊断，必要时可在麻醉下对精神紧张或肥胖患者做盆腔检查。

14. 对 2018 年子宫颈癌新分期的几点思考

子宫颈癌的分期要求全世界各国遵照执行，但各国差异很大，特别是发展中国家，确诊时晚期患者比较多，同时受经济条件的限制，不适合采用手术病理分期，因此，尽管现在做了很多的改进，但现在的分期是一个过渡期的分期，仍然以临床分期为基础还是有很多不合理、不准确的地方。因此，后期还需要不断地改进和完善。笔者认为，子宫颈癌临床分期中仍然存在以下几个特殊问题：

（1）Ⅰa 期诊断的准确性：虽然整个子宫颈癌是临床分期，但Ⅰa 期的诊断是在显微镜下做出的，这一部分不是临床分期，并且需要有经验的妇科肿瘤临床病理医生做出诊断。

（2）Ⅱb 期的确诊仍然困难：Ⅱb 期的确诊常常比较困难，如何区别宫旁组织的浸润、增厚是属于炎性反应还是癌浸润？这需要有丰富临床经验的医生用盆腔双合诊和三合诊检查决定，很多情况是依靠检查医生的手指感觉来确定的，如在做盆腔三合诊检查时感觉到有宫旁增厚，且有弹性、较光滑、无结节感多为炎症，而宫旁增厚、无弹性、有结节感多为癌浸润，这些完全是凭感觉和经验做出判断，对于临床经验丰富的医生可能判断比较准确，但有时也难免评估错误，所以，必要时可做阴道 B 超、MRI 或盆腔穿刺活检帮助其诊断。

（3）输尿管梗阻及无功能肾未发现其他原因者列为Ⅲb 期不妥：笔者认为这个分期不准，如输尿管有结石，如何与子宫颈癌区别？因此，建议应注明结石或先天性畸形等原因除外。

（4）淋巴结转移均列为Ⅲc 期不妥：笔者认为把淋巴转移纳入分期是非常有必要的，但把有淋巴结转移的均列为Ⅲc 期是不妥的，如Ⅰb 期、Ⅱa～Ⅱb 期的盆腔淋巴结转移均为Ⅲc1 期（它们的肿瘤都＜ 2 cm），Ⅲb 期的盆腔淋巴结转移也是Ⅲc1 期，那这 3 个Ⅲc1 期有区别吗？笔者认为应该是有区别的，淋巴结转移的后果要比肿瘤局部扩散的情况好，所以同是Ⅲc1 还应注明是从Ⅰb 期、Ⅱa 期、Ⅱb 期、Ⅲa 期还是Ⅲb 期而来。

（5）淋巴结转移的影像学诊断：目前认为最好的影像学诊断方法为正电子发射断层显像－计算机断层扫描（positron emission tomography-computed tomography，PET-CT）和正电子发射断层显像－磁共振成像（positron emission tomography-magnetic resonance imaging，PET-MRI），但费用较高，这些都不能作为常规检查使用，这也是目前对淋巴转移诊断困难的原因。笔者认为，为准确了解治疗前淋巴结状况，治疗前使用 PET-CT 明确淋巴无转移而保留完整的淋巴系统免疫功能是值得的。

(6)分期中个体差异未体现：现有的各种分期都是从疾病(肿瘤)的发展来分期的，没有考虑到个体差异，也就是免疫力的差异会影响分期的效果，很多临床病例已经表明，同样的临床期别、病理类型和规范的治疗方法，但是治疗效果不一样。Ⅰ期也有 10% 左右的淋巴转移率和 5% 左右的近期死亡率；Ⅳ期患者也有 30% 左右的淋巴转移阴性和 10% 左右的长期生存率，这就是个体免疫功能不同的差别，因此，在依据肿瘤分期确定治疗时，还应该考虑到患者的年龄、全身情况和免疫功能等因素，不能只是依靠分期来决定治疗方案和判断预后。

尽管 FIGO 对临床分期进行了多次的修订，目前仍不同意同时采用手术病理分期和临床分期，但笔者仍建议对子宫颈癌分期可以同时应用两种分期方法，即临床分期和手术病理分期，可以对不同国家或地区区别对待。对早期子宫颈癌采用手术病理分期；对中、晚期子宫颈癌采用临床分期；早期的患者应该争取手术治疗；中晚期选择临床分期的患者应以放化疗为主。经过一段时间总结、分析、评估，最终形成以临床分期为基础的早期患者，应施行手术病理分期，以达到更加精准的分期标准。中、晚期患者选择放化疗，这样既能使子宫颈癌的分期尽可能精准，又不会给中、晚期患者带来危害。

子宫颈癌的治疗

15. HPV 可以被药物杀灭吗

病毒普遍存在于人体皮肤、黏膜中，当机体免疫力低下时，就会在细胞内增生、破坏，当免疫力强健时，就会被清除或隐伏在细胞内或稳定附着在细胞表面。目前还没有一种药物能直接杀灭病毒，包括 HPV，其绝大多数病毒是被机体的免疫力清除的。虽然如此，病毒仍然是可以被控制、消除的，那为什么说病毒不能用药物治疗？因为病毒没有细胞膜结构，而且病毒可在正常活细胞内生存，而抗生素对正常细胞不起作用，病毒的基因核酸外蛋白质衣壳（核衣壳）具有保护病毒和病毒的抗原性。另外，病毒的复制比细菌快很多倍，一次可以复制 1000 多个，因此，一切抗生素对病毒不起作用。抗生素对细菌有治疗作用是因为抗生素可干扰细胞壁合成，损伤细菌细胞膜，抑制细胞蛋白质合成，破坏细菌核酸合成，从而阻碍遗传信息复制，抑制细菌叶酸代谢使其不能生长、繁殖，因此抗生素对细菌感染能起到明显作用。

根据目前的研究了解，绝大多数的 HPV 转阴（被杀灭?）的原因是患者本人机体免疫力的作用而不是药物对 HPV 的杀灭作用。多数人在感染 HPV 一年至二年间能将 HPV 自行清除，特别是免疫功能正常的年轻女性，常常在一年内能将感染的 HPV 自行清除，所以，多数专家认为 30 岁以下妇女可不做 HPV 筛查，原因就是这个年龄段 HPV 感染率虽高，但自我清除率也高，所以做 HPV 检测没有意义。

据报道，目前有几种能直接"杀灭"HPV 的药物但其确切的疗效还有待进一步观察，一方面由于我们对这类药物的药理机制还不明确，很难肯定或否定其治疗效果；另一方面，还需要大量的随机对照研究以做定论。目前市场上有关于爱宝疗葆"杀病毒"的说法，其作用机制实际上也不是直接杀灭病毒，而是以下 3 种原理：

（1）利用生物蛋白表面的负电荷竞争性结合 HPV 蛋白外壳 L1 区 C 端和 L2 区 N 端的正电荷区域，占位阻断 HPV 识别宿主细胞的唯一途径，从而达到阻断 HPV 对细胞的感染，避免 HPV 与细胞的结合而发生宫颈病变，从而达到预防子宫颈癌的目的。

（2）通过干扰素增强细胞毒性的 T 淋巴细胞介导的细胞毒作用、NK 细胞杀伤活性、巨细胞的杀伤功能等以大大提高人体免疫调节功能，从而抑制病毒。

（3）应用三氧化油即臭氧油（医用臭氧治疗用途的延伸）治疗细菌、真菌等妇科炎症。目前对妇科炎症治疗观念还处于"杀菌消炎"阶段，只关注消炎，没有重视阴道生态平衡，阴道微生态一旦被破坏就易于让外源病原体入侵，即可导致炎症发生，而长期应用抗生素等冲洗液会抑制阴道内乳酸杆菌生长，致使机体免疫力低下，使其他致病菌成为优势菌生长而引起炎症。因此，阴道感染的本质是阴道微生态失衡。此外，阴道感染（致病菌、淋菌、真菌、艾滋病病毒）可导致 IL-2、干扰素分泌改变，以及免疫力下降，特别是持续的炎症、阴道假丝酵母菌病可使免疫力下降，再加上精神焦虑等可增加 HPV 持续感染的风险，因此，同时控制阴道感染对抑制 HPV 感染是很重要的。

爱宝疗葆微生系列的治疗原理是"灭"病毒（抑制 HPV 病毒与细胞的结合，抑制病毒复制）、增免疫（提高局部免疫能力、促使 B 淋巴细胞释放干扰素增强 T 淋巴细胞、NK 细胞和巨细胞等杀伤细胞的活性，提高机体免疫调节，清除病毒）、抗感染（打破持续感染状态）、原生态（还原阴道生态平衡），所以，从以上的综合治疗原理来看，其可能是当前处理 HPV 持续感染的一种有效方法。

16. 从子宫颈癌治疗的历史谈新辅助化疗的看法

（1）子宫颈癌治疗的历史

1878 年 Freund 开创子宫颈癌广泛子宫切除术，但手术死亡率高达 50%。1898 年 11 月 6 日 Wertheim 在维也纳医学会公开表演改良的经腹子宫颈癌广泛子宫切除术，并首次清扫盆腔淋巴成功，成为最初经典的子宫颈癌广泛子宫切除术，至今子宫颈癌广泛子宫切除术也称为 Wertheim 手术，但当时手术死亡率仍高达25%。当 1898 年同期居里夫人发现镭（Radium）以后，Cleaves 首先将镭用铂金包裹制成 2 mm×2 mm×10 mm 大小的镭针，每根内含 10 mg 天然镭元素，用于治疗各期子宫颈癌并取得很好的疗效，并在此后作为腔内镭放射线治疗（intracavitary radium application，近距离治疗）的主要方式，直至 20 世纪 70 年代，腔内镭放射线治疗在子宫颈癌治疗中仍占主导地位，1925 年增加体外放射治疗（远距离治疗）使放射治疗更加完善，因其对早期至晚期各期宫颈癌都有很高的疗效，成为主要的治疗方法。由于当时手术治疗没有现代的麻醉技术和消毒、无菌技术，手术仍有很高的死亡率，所以手术治疗陷于停滞，直到第二次世界大战期间，因为麻醉、输血和消毒、抗菌技术的高度发展，让宫颈癌广泛切除手术又重新被重视并快速发展起来，经过 100 余年的不断改进、完善，手术治疗和放射治疗成为宫颈癌的两种经典治疗方法，取得很好的治疗效果。由于这两种治疗方法均可对宫颈癌达到治愈的目的，所以长期以来就没有再考虑化疗，因而宫颈癌的治疗就没有化疗的地位，这就形成了当时对宫颈癌治疗原则：早期（Ⅰ～Ⅱa 期）以手术治疗为主，Ⅱb 以后的局部晚期和晚期宫颈癌以放射治疗为主。

笔者从年轻时就严格遵守宫颈癌治疗的原则，但发现放射治疗具有优良效果的同时，也有其不足之处，尽管目前放射治疗进展突飞猛进，新的放射治疗方法也不断涌现，如近距离（腔内）后装、三维、调强、适形，以及各种放射源的应用（如深度X光、高能加速器、快中子、质子治疗）等，精确了照射范围，减少了放疗的不良反应，提高了治疗效果。但是，由于子宫、宫颈和卵巢、阴道的解剖关系十分密切，而且卵巢、阴道组织对放射线非常敏感，因此在放射治疗中不可避免地受到放射辐射的伤害，进而造成卵巢功能受损、早衰而进入绝经期，以及造成阴道黏膜放射性纤维化，失去弹性而丧失性功能。这些不良反应极大地影响了中青年妇女的生活质量，甚至造成家庭破裂的严重后果，特别是当前年轻宫颈癌患者较多，所以，笔者认为在治疗宫颈癌时也应该考虑患者治愈后的生活质量问题。

（2）对新辅助化疗的看法

20世纪80年代，Friedlander等及Sardi等在局部晚期子宫颈癌患者中采用顺铂＋博来霉素＋长春花碱/长春新碱方案获得了较高的缓解率（60%），并且使一部分不能手术切除的患者获得了根治性手术的机会。之后，国内外出现大量针对根治术前新辅助化疗的回顾性及前瞻性的临床研究，并对术前新辅助化疗的适用人群、最佳化疗方案、反应评价标准、术后辅助治疗等列出了相关要求，于是，宫颈癌的化疗被重新重视，广泛切除术前施行新辅助治疗为一部分不能手术的局部晚期中青年子宫颈癌患者提供了另一种可能的选择。新辅助化疗可以缩小肿瘤体积以利于手术的进行、消除远处微转移灶，同时有效降低远处复发、转移的风险，最终达到改善患者生存预后的效果。随着子宫颈癌化疗方案的不断迭代更新，新辅助化疗的临床缓解率已由最初的60% 左右提高到近年来 90% 左右。如此之高的化疗有效率能否带来关键的生存率改善呢？遗憾的是，综合目前高质量的研究证据表明，与同期放化疗这样的标准治疗相比，新辅助化疗并不能改善局部晚期子宫颈癌患者的预后。所以，直至今日，国际妇科肿瘤学界，并未将新辅助化疗列为局部晚期子宫颈癌患者治疗的标准。

笔者同意以上的看法（新辅助化疗可能不会提高局部晚期子宫颈癌的生存率，与同步放化疗效果相似），但笔者认为对中青年患者来说新辅助化疗仍具有重要意义，尽管没有明显提高生存率，但对一些局部晚期的中青年子宫颈癌患者，不做同步放化疗而选择新辅助化疗，意味着可以获得保护卵巢功能和阴道功能的手术治疗，这对患者治疗后的生活质量是非常重要的，并且是无可替代的。因此，笔者同意新辅助化疗在宫颈癌的应用。据我国马丁院士统计，我国目前子宫颈癌的手术治疗已占全部子宫颈癌治疗的 80% 以上，放射治疗只占 10% 左右，这也是充分考虑到为中青年宫颈癌患者保留功能所做的改变。

最后笔者的建议是：对局部晚期子宫颈癌，特别是中青年患者，只要一般情况良好、患者知情同意，建议先采用新辅助化疗治疗 [紫杉醇与顺铂联合化疗（taxotere plus cis-dichlorodiamineplatinum，TP）方案 1 ～ 2 疗程，每疗程结束后两周行盆腔检查，明显好转且有效者选择手术治疗，经 2 个疗程后效果不明显者选择同步放化疗]。

17. 对子宫颈癌保留生育手术（子宫颈癌广泛子宫切除术）的看法

近年来子宫颈癌的发病人群渐趋年轻化，FIGO 报道，1995 年全球＜ 40 岁的子宫颈癌仅占 26%，40 ～ 60 岁占 40%，＞ 60 岁占 34%，而 2005 年 30 ～ 44 岁患者明显增加，且 44 ～ 49 岁为子宫颈癌发病高峰。王鹤等 2005 年报道了 20 世纪 60 年代我国子宫颈癌平均年龄为 56 岁，到 2000 年子宫颈癌平均年龄下降为 44 岁，≤ 35 岁患者也由 3.4% 上升到 24.9%。上述年轻子宫颈癌患者的增加，包括一些未婚或已婚未孕的年轻患者，如果按传统治疗原则，都需要施行子宫颈癌广泛子宫切除术，但如果采用这种治疗方式则这一人群将永久丧失生育能力，进而影响其家庭生活及个人生活质量。同样数据表明，子宫颈癌转移到子宫体的发生率非常低（0.33%），故对于迫切希望保留生育功能的 Ia2 期和 Ib1 期患者治疗方案的选择需要十分谨慎。也正因为如此，保留生育功能的广泛宫颈切除术越来越受到临床医生和患者的关注，并被妇产科学界视为 21 世纪子宫颈癌手术的发展标志。

为了保留子宫颈癌患者的生育功能，从 1932 年开始，Eurgen Alburel 首先提出对早期子宫颈癌患者施行经腹广泛性子宫颈切除术（radical trachelectomy，RT）这一概念，是指对于早期浸润性子宫颈癌在不降低治愈率的前提下，广泛切除病变的宫颈和宫旁组织，保留子宫体、输卵管和卵巢，从而保留患者的生育功能。但由于其设计的手术范围过大，以及当时的技术条件不足，他手术后的患者无一妊娠，所以，该手术未能继续开展。直到 1994 年 Dargent 在 Eurgen Alburel 手术的基础上再次改进了该手术，改为经阴道广泛子宫颈切除术（radical vaginal trachelectomy，RVT），该手术使患者成功获得足月妊娠，也促使该手术成为当代治疗早期浸润性子宫颈癌而又保留生育功能的经典手术。

（1）RT 手术的适应证：①子宫颈微浸润癌 Ia2 期；②子宫颈浸润性癌 Ibl 期；③强烈要求保留生育功能者。

（2）RT 手术的禁忌证：Ib2 期以上的进展期子宫颈癌，无生育要求者。

（3）RT 手术的几个重要问题：①该手术主要的目的是保留生育功能，但施行手术后婴儿成活率是多少？至今说法不一，Ovens 等报道术后总体妊娠率为 40%（大多数论文报道的是 30% 左右），但实际上由于宫颈功能不全而致早期流产、晚期流产、胎膜早破、早产、绒毛膜炎等影响成功妊娠的也有不少报道。2008 年 Shepherd 等综述了 906 例保留生育能力的广泛宫颈切除术病例，其中 790 例阴式手术，116 例经腹手术，共有 300 例妊娠，最后只有 195 例活产，其中早产率为 10%。②关于妊娠及流产有关问题：Mathevet 报道 95 例阴式根治性宫颈切除术

（laparoscopic radical vaginal trachelectomy，LRVT）中 42 例计划妊娠，33 例成功怀孕 56 次，晚期流产率为 19%，34 例活产新生儿。在中国内地报道的 12 例腹腔镜辅助阴式广泛宫颈切除术病例有 3 例成功妊娠。Wong 等对 RT 术后进行辅助生育技术的 7 例患者进行分析，结果显示辅助生育技术对于这类患者而言妊娠率较高，7 例患者累计妊娠 9 次，但是有 75% 的孕次为早产（＜37 周），且在辅助生育中最常遇到的问题是宫颈管狭窄。因此，RT 术后的准备包括评价宫颈是否需要进行扩张，且需要有经验的医生进行胚胎移植，并避免多胎妊娠。

从以上情况看来，RT 术式总体效果并不理想，患者不但要经历手术的痛苦，还要承担经济负担，最关键的是术后妊娠率不高。笔者认为该手术在很大程度上破坏了妊娠的生理结构，特别是宫颈的生理功能，所以才形成如此低的妊娠率和高的流产率。我们复习妊娠生理学就能知道，人的成熟精子射精后，精子必须穿过 20 ～ 40 cm 长的男性尿道、女性阴道（是精子本身长度的 7 万倍）方能到达输卵管的壶腹部，而能完成这段路程的精子不到百万分之一，这不仅在于运行本身的困难，更重要的是精子在男、女生殖道运行过程中还必须经过一系列变化，其中包括在女性生殖道中获能和活化。所以，每次射精时有几亿精子进入阴道，但能到达输卵管壶腹部的精子一般不超过 200 个，这其中很重要的是子宫颈的选择性屏障作用。精液射入阴道后第一个关口就是子宫颈管，精子穿过宫颈主要凭借尾部运动，此外子宫肌层收缩也可能起了作用。子宫颈对精子选择性屏障作用主要表现在：①子宫颈充满黏液，只有活力强的精子才能穿过宫颈黏液，而手术切除宫颈就丧失了这一功能。②在卵巢激素的调控下，宫颈黏液的量和理化性质有周期性改变。在排卵前期和排卵期，雌激素占优势，黏液由凝胶态变为水样溶胶，水分占黏液总量的92% ～ 98%，有利于精子进入子宫腔，但如果没有宫颈黏液，也不利于精子进入子宫腔。③从排卵前期到排卵期，宫颈外口逐渐扩大，至排卵时直径可达 3 mm，此时宫颈松软，精子容易通过。相反排卵期后，宫颈口逐渐缩小至 1 mm，同时宫颈紧张度增加，不利于精子通过，而手术中很难做到使宫颈残端保留这一作用。宫颈除了贮存精子、保护精子免于在阴道中被吞噬，以及分泌黏液影响精子穿透宫颈的能力外，还能排除有缺陷和不活动的精子，重要的是为精子提供能量，参与精子获能。

以上是宫颈生理作用的重要性和对妊娠的必要性，因此，若造成大量精子不能进入宫腔或无力到达输卵管，妊娠率就会下降。另外，宫腔的关闭不良造成宫内膜感染、宫颈口关闭不严导致流产也是重要原因，这些缺陷因素皆与宫颈切除有关，所以至今的结论是，广泛宫颈切除术是保留生育能力的可行术式，但是仍缺乏循证医学一级证据，目前还不是标准的治疗方法。那除此之外，是否还有别的方法可以做到保留生育功能呢？笔者有几点建议：①既然都是针对早期患者，可以鼓励尽快妊娠，待 16 周后开始给予新辅助化疗，此时化疗已不会影响胎儿发育，观察至

38周剖宫产，然后酌情行子宫颈癌广泛子宫切除术并保留卵巢。②新辅助化疗后鼓励尽快妊娠。③宫颈大锥切或横断切除术后，尽快妊娠，并密切观察。④如果是RT、宫颈大锥切或横断切除术者，建议尽早做人工授精（artificial insemination，AI），争取尽早妊娠。

18. 全球范围内4个指南对子宫颈癌合并妊娠处理策略的比较

妊娠合并子宫颈癌处理原则主要根据子宫颈癌分期、肿瘤大小、淋巴结状态、病理类型、妊娠周数及患者对生育的渴望程度综合决定，需要妇科、肿瘤科、影像科、病理科、产科、新生儿科及心理卫生多学科协作，并需要与患者进行充分的沟通后选择治疗方案。若患者无强烈生育要求，应终止妊娠并根据子宫颈癌治疗指南进行标准治疗。

目前，全球范围内共有4个指南对子宫颈癌合并妊娠的处理提出建议，分别为NCCN指南、法国指南、欧洲肿瘤内科学会（european society for medical oncology，ESMO）指南、欧洲妇科肿瘤协会（european society of gynaecological oncology，ESGO）指南。NCCN历年指南均未对妊娠合并子宫颈癌处理提出详尽建议，余3项指南在处理上尤其是在Ⅱ期及更高期别子宫颈癌处理上仍存在分歧，各指南对妊娠合并子宫颈癌处理的比较结果见表3、表4。妊娠合并子宫颈癌的常见组织学类型为鳞癌、腺癌及

表3 法国指南与 ESGO 指南对妊娠合并子宫颈癌患者处理策略

分期	法国指南（2009）		ESGO 指南（2014）	
	18～22 周前	18～22 周后	22～25 周前	22～25 周后
Ⅰa 期	尚无建议		Ⅰa1 期行宫颈锥切术	Ⅰa2 期处理同Ⅰb1 期（直径＜2 cm 者）
Ⅰb1 期，肿瘤直径＜2 cm	腹腔镜下盆腔淋巴结清扫术：若淋巴结阴性，终止妊娠，行标准同步放化疗。淋巴结阴性：密切观察及影像学评估，若无肿瘤进展，延迟至胎儿成熟后立即终止妊娠，治疗肿瘤	密切观察及影像学评估，若无肿瘤进展，延迟至胎儿成熟后终止妊娠，进行标准肿瘤治疗方案	盆腔淋巴结清扫术（经腹或经腹腔镜）：若盆腔淋巴结阳性，终止妊娠，进行标准治疗；若盆腔淋巴结阴性立可行宫颈切除术及延迟至产后大锥切术，进行标准治疗子宫颈癌	延迟至胎儿成熟后行标准肿瘤治疗方案，若孕期发现肿瘤进展，可行新辅助化疗或终止妊娠
Ⅰb1 期，肿瘤直径＞2 cm	根据病例讨论，终止妊娠，若患者要求继续妊娠，处理方式同直径＜2 cm 患者	根据具体病例讨论，若邻近胎儿成熟，处理方式同直径＜2 cm 患者。孕期行新辅助化疗，也可选择行新辅助化疗	①行淋巴结清扫术：若盆腔淋巴结受累，则终止妊娠，若盆腔淋巴结受累，若盆腔淋巴结阴性，则孕期行新辅助化疗控制肿瘤进展，待胎儿成熟后行标准肿瘤治疗方案。②直接评估，密切观察，辅助化疗，待胎儿成熟后行标准肿瘤治疗方案	若患者有强烈生育要求，新辅助化疗为唯一可行方案

续表

分期	法国指南（2009）		ESGO 指南（2014）	
	18～22 周前	18～22 周后	22～25 周前	22～25 周后
Ⅰb2～Ⅱ期	首选方案为终止妊娠后行化疗及放疗	待胎儿成熟后终止妊娠，行同步放化疗（诊断与终止妊娠时间间隔不应超过 6～8 周）	新辅助化疗，控制肿瘤进展，待胎儿成熟后终止妊娠，行标准肿瘤治疗方案	新辅助化疗为唯一可行方案
大于Ⅱ期	处理方式同Ⅰb2～Ⅱ期	处理方式同Ⅰb2～Ⅱ期	尚无建议	尚无建议
终止妊娠方式	剖宫分娩	剖宫分娩	剖宫分娩（若病灶持续存在）	同前

表 4 ESMO 及 NCCN 指南对妊娠合并子宫颈癌处理策略

	ESMO 指南（2013 年）			NCCN 指南（2011—2015 年）
	早孕	中孕	晚孕	
Ⅰa 期	妊娠期密切监护，延迟至产后治疗	处理同孕早期	处理同孕早期	
Ⅰb1 期	①建议患者终止妊娠，行标准癌治疗方案；②若患者要求继续妊娠，密切随访至孕中期	①盆腔淋巴结清扫术：盆腔淋巴结阴性，密切随访或孕早期行子宫切除术或宫颈切除术ª；分娩后行子宫切除术，妊娠期行新辅助化疗，盆腔淋巴结阴性，待胎儿成熟后，分娩的同时行广泛性子宫切除术或产后同步放化疗。②终止妊娠，实施子宫颈癌标准治疗方案	密切评估，等待分娩后行标准治疗（必要时考虑提前终止妊娠）	孕 13 周后可行新辅助化疗；选择延迟至胎儿成熟的患者应接受剖宫分娩，术中可同时行广泛性子宫切除术＋盆腔淋巴结清扫术；早期子宫颈癌患者更倾向于接受广泛性子宫切除术＋盆腔淋巴结清扫术而非放疗
Ⅰb2～Ⅳ 期	①终止妊娠，行标准子宫颈癌治疗方案；②妊娠期行新辅助化疗，待分娩后实施标准子宫颈癌治疗方案	密切评估，等待分娩后行标准治疗（必要时考虑提前终止妊娠）		

注：a 为顺铂 75mg/m²，每 3 周一次或紫杉醇，每 3 周 1 次或每周 1 次。

腺鳞癌，其预后相似，处理方式也类似。特殊组织学类型，如小细胞癌，则预后极差，早孕期确诊后应立即终止妊娠并选择最佳的肿瘤治疗方式。

19. 经腹广泛子宫切除术是子宫颈癌主要的手术方式

子宫颈癌广泛切除手术于 1940 年末引进我国，1950 年初北京康映蕖，天津柯应夔，上海林元英，安徽张其本，山东苏应宽、江森，江西杨学志，重庆司徒亮，广东林剑鹏，成都乐以成等教授进一步改良国外术式，率先在国内各地开展子宫颈癌广泛切除手术。手术方式以 Wertheim 手术为基础，以后又吸取冈林、Meigs 等手术方式的优点而进行改良，形成我国早期的广泛子宫切除术及盆腔淋巴结清扫术式，尤其是柯应夔、林元英教授在 1962 年所著的《子宫颈癌广泛性切除术》一书对培训当代青年医生学习和掌握子宫颈癌广泛子宫切除术起到了重要作用，并推动了全国子宫颈癌手术治疗的开展。2000 年后，我国各地开展的腹腔镜广泛子宫切除术 + 淋巴清扫术，均取得很好的效果。近年来，北京、西安等地使用达芬奇机器人开展腹腔镜广泛子宫切除术也取得了较好效果。广泛子宫切除术过去也叫子宫颈癌根治术，现在已经不用根治术这个名称了。子宫颈癌广泛切除术是指围绕子宫颈（病灶）的广泛切除，即将子宫颈与宫颈邻近的宫旁组织、韧带、阴道等保持 1 ～ 3 cm 的切除。因为子宫颈癌的主要扩散方式是沿着宫颈旁的韧带间隙疏松结缔组织和淋巴管向两侧浸润发展的，同时也沿着盆腔淋巴系统有规律地逐级向上扩散转移，所以，子宫颈癌绝大多数的侵犯转移多发生在盆腔内，很少侵犯并转移到盆腔外的组织，淋巴的侵犯多数是在盆腔从宫旁、闭孔、髂内外、髂总淋巴结，再向上到腹主动脉旁淋巴结，很少有跳跃式的向上转移，这也是设计针对子宫颈癌在盆腔侵犯为子宫颈癌广泛切除手术和放射治疗的基础。另外，由于子宫颈癌晚期复发的病例多数也在盆腔，因此也是对晚期复发癌治疗的基础。关键的问题是广泛子宫切除术主要是对骶韧带、主韧带和阴道的切除，根据不同期别的要求采取不同的手术类型（Ⅰ～Ⅳ型）。

为了切除必要且足够的韧带和阴道长度，在手术中必须准确地分离阴道直肠窝、直肠侧窝和膀胱侧窝才能够清楚地显露骶韧带、主韧带和盆腔神经，且才能够按照要求充分地切除韧带而不损伤血管和盆腔神经。最后分离切除膀胱宫颈韧带时需要打开输尿管隧道，充分游离输尿管后把膀胱从阴道前壁向下推 4～5 cm才能完整地切除足够的宫旁组织和阴道。这些手术步骤要求术者对盆腔的各子宫韧带间隙及血管、神经、输尿管解剖十分熟悉，才能做出准确快速、出血少、无损伤的手术，从而保证达到手术要求，成为规范的广泛子宫切除术。以下图片是典型的第Ⅲ型子宫颈癌广泛切除术的标准术式（图 6 至图 8）。另外，子宫颈癌广泛切除术不包括切除输卵管、卵巢，是否保留卵巢应视患者的年龄和对卵巢内分泌功能的要求而定，早期子宫颈腺癌也可以保留卵巢。

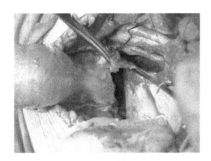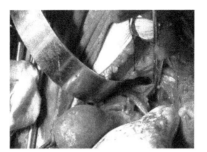

A. 子宫骶韧带切除　　　　　　　　　　B. 子宫主韧带切除

图 6　子宫骶韧带和主韧带切除（彩图见彩插 1）

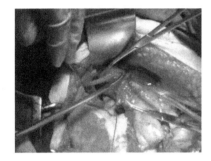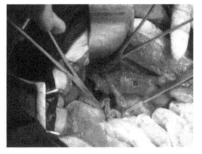

A. 打开输尿管隧道　　　　　B. 分离膀胱宫颈韧带（宫颈韧带找准后，
　　　　　　　　　　　　　　　　才可能切除足够的阴道）

图 7　打开输尿管隧道，分离膀胱宫颈韧带（彩图见彩插 2）

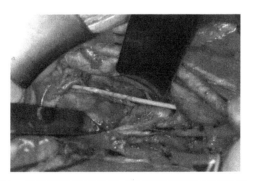

图 8　盆腔淋巴清扫术后（淋巴清扫后尽量不放疗，
否则后期容易造成淋巴水肿）（彩图见彩插 3）

子宫颈癌是妇科的大手术，严格要求术者具有良好的手术基础和临床手术技巧，手术医生应该有丰富的妇科手术经验，按国际的标准要求，至少有 50 例子宫全切除的经验。另外，对于手术的一些特殊技巧要熟练掌握，如深部缝合、打结，熟练的应用剪刀或能量器械做锐性分离，能及时处理各种手术中的出血和损伤。广泛子宫切除手术的医生应经过普通外科和泌尿外科的短期培训，能及时发现和正确处理手术中的肠道、膀胱、输尿管的损伤。熟练掌握腹膜后血管、神经、淋巴的分布和组织间界线，准确了解并分离子宫颈周围的解剖间隙，如直肠子宫陷窝、直肠侧窝、膀胱侧窝、输尿管隧道。准确分离并暴露骶韧带、主韧带和膀胱宫颈韧带，正确地游离输尿管下段。对盆腔和腹主动脉的淋巴清扫，能够做到快速、完整、彻底，避免出血损伤。能够在手术中肉眼识别肿瘤扩散、转移的淋巴和一般粘连的区别，避免手术中造成医源性扩散，必须做到完整地清除淋巴结和子宫颈癌原发病灶。

以上技巧应该先在经腹广泛子宫切除术中获得成熟的经验，再开展腹腔镜广泛子宫切除术，避免因经验不足引起术中损伤而发生并发症或手术范围切除不够导致严重后果。至于哪些患者选择开腹手术、经阴道手术或腹腔镜手术，这在今天仍由医生和患者共同商定，主要是根据手术医生的经验和医院的设备条件及患者自身的考虑来决定。目前，多数医院均可以实行腹腔镜手术，如果手术医生具有丰富的经验，患者没有复杂的腹部手术病史，且腹腔内没有严重的粘连和病变均可以选择腹腔镜手术。多年来妇科肿瘤学界对子宫颈癌的手术治疗选择开腹手术还是腹腔镜（包括机器人）手术一直有不同看法，过去笔者也认为，不能说哪一种手术方式更好，这主要是取决于医生的操作经验、医院的条件、患者的意愿和治疗效果。一些报道也认为，应由患者和医生共同商定治疗方案，同时医生应告知患者两种手术方式的区别和利弊，以选择最佳治疗方案。但笔者仍以经腹广泛子宫切除术为主，一是因为经腹手术是所有不同类型广泛切除手术的基础，经腹手术不但可以更好地暴露范围，而且手术时间更短，此外，手术中医生可以用手指触摸感觉淋巴结有无受累、宫颈肿瘤是否有宫旁扩散、有无转移灶等，这一点是腹腔镜手术的不足。腹腔镜手术不可能有触觉感，医生手指尖的触觉是任何仪器代替不了的，这是腹腔镜和经腹手术的区别，因此，目前还有一些医疗中心、大医院仍然坚持经腹手术。但不论经腹手术还是腹腔镜手术，子宫颈广泛切除术范围的标准是一样的，都应做到手术范围精准。

20. 对腹腔镜子宫颈癌广泛子宫切除术的质疑

（1）子宫颈癌手术治疗的发展

长期以来，开腹子宫广泛性切除术（abdominal radical hysterectomy，ARH）加淋巴结切除术（lymph node dissection，LND）被认为是早期子宫颈癌的标准手术治疗方式。自 20 世纪

80年代初开始，腹腔镜在我国妇科手术中的应用开展、普及得很快。1992年腹腔镜下行子宫广泛性切除术（laparoscopic radical hysterectomy，LRH）首次被报道之后，该术式发展迅速，目前，全国越来越多的医院能开展腹腔镜子宫颈癌广泛子宫切除术。而且，该术式属于微创，具有切口小、手术出血少、并发症少、术后疼痛轻微、恢复快等优点，广受医生和患者欢迎，一些医院选择宫颈癌腹腔镜手术已超过90%，被认为是开腹手术的潜在替代手术方式。

然而妇科肿瘤学界，对这两种手术方式一直存在不同的看法和意见，主要认为腹腔镜手术范围不能达到经腹规范手术的要求。但笔者认为这主要和手术医生的经验有关，事实上近年来很多做腹腔镜广泛手术的医生已经有很丰富的手术经验，不但能做到和经腹广泛手术一样的标准范围，甚至更好些。而且，根据国内外报道，这两种术式的治愈率、复发率和死亡率都没有差异。因此，笔者认为，两种术式均有各自的优点和不足之处，应该根据肿瘤的分期、各医院的条件、医生的经验，并结合患者的意愿选择不同的手术方式。

（2）对腹腔镜宫颈癌手术的质疑

2018年3月，在美国新奥尔良召开的"美国妇科肿瘤学会年会"上，M.D.安德森医院的Pedro Ramirez和J. Alejandro Rauh-Hain分别对宫颈癌开腹手术和微创手术的前瞻性、多中心随机对照和大数据回顾性研究比较结果进行报告，引起学术界很大轰动。笔者最初看到这一消息时，第一反应是很佩服安德森医院的专家们，他们是首批在全球应用腹腔镜做子宫颈癌广泛子宫切除术的，但他们能够用严谨、科学的态度，在妇科肿瘤腹腔镜手术发展高峰时刻，质疑该手术的关键要点——复发率和总生存率，这是一切优点中的根本，如果这两点没有优势，其他都算不上了。他们在 2008 年 6 月至 2017 年 6 月，对全球 33 个国家组织的 631 名（预定 740 名）早期子宫颈癌患者，历时 4.5 年的前瞻性、多中心、随机对照临床试验研究的结论和麻省总医院等多家医院对美国 SEER 数据库 2000—2013 年的 2461 名早期宫颈癌患者的回顾性队列研究的结论均为：开腹手术在复发率和生存率方面都明确显示优于腹腔镜手术。由于这些结论来自于权威的国际妇科肿瘤机构，其前瞻性和回顾性研究的科学性和严谨性毋庸置疑，而且很少有其他机构能做出这样高水平的临床研究，因此该结论能得到国际公认并接受。

该会议对腹腔镜和开腹手术做出这样的结论，出乎很多人意料。但该报告严谨的学术态度和科学的临床、试验对照数据，让人们不得不接受这一结论，即对早期宫颈癌患者的广泛子宫切除手术，开腹式手术明显优于腔镜（机器人）手术。过去为什么认为这两种术式的复发率、死亡率差别不大，主要是没有严格的前瞻性、多中心、临床对比观察，而且随访时间也不够长的缘故，现在这一结论将导致医生不得不重新考虑宫颈癌治疗的最佳手术方案，以及必须和患者沟通决定选择何种手术方式。这也意味着，今后宫颈癌广泛手术将会更多选择行开腹手术。

2018 年 11 月 15 日《新英格兰医学杂志》同时刊发了这两篇论文：第一篇是随机对照Ⅲ期临床试验，由妇科肿瘤学和生殖医学 Pedro Ramirez 主持；第二篇是流行病学研究，由妇科肿瘤、生殖医学和卫生研究 J.Alejandro Rauh-Hain 主持。两位负责人认为这两项研究结果已经改变了安德森癌症中心关于早期子宫颈癌治疗方法的选择，甚至可能改变业界对该类肿瘤的临床治疗指南。

这两个报告只是进行了两种手术方式的对比，以复发率和死亡率作为最终的结果，但没有解释、分析、说明是什么导致腹腔镜手术复发率、死亡率明显高于开腹手术。目前以安德森医院为首的一些医院已宣布不再选用腹腔镜手术治疗宫颈癌而回归开腹手术治疗，笔者认为这也不是明智之举，因为至今并没有明确造成腹腔镜手术如此不良后果的原因，贸然宣布停止子宫颈癌的腹腔镜手术，笔者认为不妥，我们应该看到腹腔镜的诸多优势，积极探究造成不良后果的原因，改进手术中的错误和不当之处，不能在原因不明的情况下就停止其在子宫颈癌中的应用。

21. 腹腔镜宫颈癌手术不良后果最可能的原因

笔者认为虽然腹腔镜手术对宫颈浸润癌的应用有很多优点，但有一点却严重违背了肿瘤外科的一个基本原则，即无瘤手术原则，也就是在手术过程中，手术切缘需离开肿瘤最少 5 mm，并且不能弄破肿瘤，不能挤压肿瘤，否则会造成肿瘤局部扩散或使癌细胞栓进入微淋巴管、微血管形成医源性局部或远处转移。笔者认为宫腔镜手术之所以发生这样的不良后果，不是由手术医生的操作直接造成的，而是由于在腹腔镜手术中，使用了举宫器这样一种特殊辅助器械造成的；因为举宫器必须穿过子宫颈而且紧紧压在宫颈癌组织上，在整个手术的 2 ～ 3 小时中，为了适应手术的需要，还要不断地变换方向和位置，也就是不断地挤压、揉搓宫颈癌组织（图 9）。如果宫颈癌组织呈增生性菜花状，则很容易被举宫器破碎而出血，不可避免地将癌细胞挤压进入微血管和微淋巴管，特别是当癌组织比较大（Ⅰb2 ～ Ⅰb3）时更是如此，

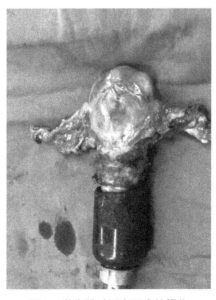

图 9　举宫器对子宫颈癌的损伤

这样造成的这些微小瘤细胞栓的转移，手术后很难被早期发现而给予治疗，当显示复发、转移时则为时已晚，最终导致死亡。笔者认为这是造成腹腔镜手术复发、转移，甚至最终死亡率明显高于开腹手术的主要原因。因为开腹手术不用举宫器，所以这种复发、转移少了很多，这是腹腔镜手术对宫颈癌的最大不利之处，这也解释了为什么子宫内膜癌或卵巢癌患者同样使用腹腔镜手术而没有这样的不良后果，因为举宫器没有直接压迫在癌灶上。这同时也给出当宫颈癌癌灶较小 Ib1（＜ 2 cm）且举宫器的影响相对较小时，二者的生存率和死亡率相差也不大的原因。

22. 腹腔镜手术中改良举宫器使用的思考

如果腔镜手术是因为举宫器的使用而造成这样的不良后果，建议可以采取如下改进措施，即不使用举宫器的情况下进行广泛子宫切除手术。可以在开始广泛手术前，在双侧子宫角圆韧带和卵巢悬韧带处从阔韧带以 10 号丝线贯穿缝合结扎，再将丝线经过两侧的腹腔镜导管引出腹壁外，或用 10 号丝线在子宫底做两个八字形缝合结扎，再将线头从肚脐导管引出，也可以设计两个微型夹子，通过导管夹住两侧子宫角部作为牵引线，这样在手术中就可以不使用举宫器而同样可以提起子宫，也可充分暴露左右两侧，让广泛手术能够顺利进行（图 10、图 11）。另外，目前的手术在退出举宫器后经阴道取出子宫时，很难避免肿瘤对阴道残端、盆腔、腹腔的污染，所以还要用药液冲洗盆、腹腔，笔者认为这样做弊多利少，很容易使癌的污染扩散到广泛的盆、腹腔，而且对于已经进入到微血管、微淋巴管的癌细胞不起丝毫作用。建议在切断阴道前，可封闭阴道近端，并在封闭线以下切断阴道，或在助手从阴道封闭阴道近端后，再经阴道取出子宫，从而避免污染的可能性。

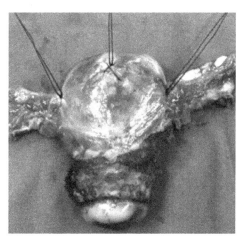

图 10 腹腔镜子宫颈广泛切除术，不用举宫器悬吊提起子宫的具体做法

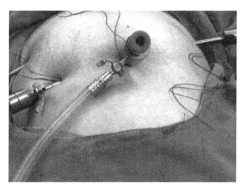

图 11 提起子宫的各牵引线由腹腔镜穿刺孔导出

　　根据笔者这一设想，现由四川大学华西第二医院郑莹设计并实施了此操作，具体操作视频如手术视频 1 至手术视频 3 所示。这样的改进能够继续保留腹腔镜子宫颈癌广泛手术的所有优势，而不会有任何对宫颈癌治疗的不良潜在风险，可以达到和开腹广泛手术同样良好的治疗效果。笔者认为，按上述观点，宫颈癌即使是临床早期，使用举宫器手术，都有增加复发率、死亡率的风险，反之，宫颈癌腹腔镜手术无论 I b1 或 I b2 ～ I b3，甚至 II a1，只要不用举宫器手术，都是安全、有效的。当然该法是否可行，还有待于在临床实践中检验，并积累临床数据加以证实。

无举宫器腹腔镜宫颈癌广泛切除术 1（缝合双侧圆韧带、输卵管，悬吊子宫）

无举宫器腹腔镜宫颈癌广泛切除术 2（悬吊腹膜反折，充分暴露手术视野）

无举宫器腹腔镜宫颈癌广泛切除术 3（缝合闭锁阴道，切除子宫）

23. 子宫颈癌治疗后未控、复发的定义及治疗难点

（1）定义

子宫颈癌术后未控和复发：子宫颈癌经广泛子宫切除术后，手术病理标本切缘无肿瘤，手术 6 个月后，发现在原手术部位又长出新的肿瘤，且新发肿瘤与原癌细胞一致，称为复发癌。如果是在手术后 6 个月内发现同样的癌细胞则为未控癌。

子宫颈癌放疗后未控和复发：子宫颈癌经放疗后局部肿瘤消失（包括宫颈原发肿瘤及阴道、宫旁部位浸润灶），放疗结束后至少 6 个月，宫颈创面完全愈合后，于盆腔内或远处又发现肿瘤，称为复发。放疗 6 个月之内持续存在病灶或治疗过程中盆腔内出现新病灶则称为未控。

（2）复发或未控的子宫颈癌治疗难点

复发或未控的子宫颈癌预后很差，其 1 年存活率仅有 10% ～ 15%，5 年存活率 < 5%。多数复发、未控病例在诊断后短期内死亡。因此，复发及未控子宫颈癌的诊治成为临床关注的重点。但时至今日，我国的子宫颈癌不但出现明显的年轻化，而

且死亡率也没有明显下降，究其原因，一是确诊时已属晚期；二是治疗不当造成大量的未控与复发患者，这也是我国子宫颈癌患者死亡的主要原因。

我国子宫颈癌的手术治疗从 20 世纪 50 年代开始在北京、天津、上海、江西、广州、武汉、成都等地开展，同时我国也在以上各妇科肿瘤中心和肿瘤医院施行腔内及体外放射治疗，培养了一批子宫颈癌手术、放疗的治疗队伍，取得了很好的效果。从 20 世纪 90 年代，我国的子宫颈癌治疗特别是手术治疗发展很快，但是，子宫颈癌治疗后未控、复发者也明显增加。据统计，35% 的子宫颈癌经治疗后复发，而我国未控、复发率也高于 30%。笔者认为，我国子宫颈癌未控、复发的主要原因除了晚期子宫颈癌比例较高外（20%），也与我国医疗制度改革（没有规定医院收治子宫颈癌患者的标准，导致一些不适合收治子宫颈癌患者的医疗单位也大量收治）、没有建立严格的妇科肿瘤专科医师资格评审制度（一些没有接受过妇科肿瘤专科培训的妇科医生，也可以对子宫颈癌患者进行手术和放射治疗，以致一些医院的子宫颈癌广泛切除手术不够规范，多数手术范围不够、放射治疗不规范导致复发或未控）有关。

笔者认为这些因素必须纠正，应建立、培养妇科肿瘤医师制度，规定能够进行规范治疗的妇科肿瘤诊治的医院、科室资质，具备条件的才能实施子宫颈癌的治疗，这样才可以降低子宫颈癌治疗后的未控和复发比例，减少子宫颈癌患者的死亡率，提高子宫颈癌患者的生存率和治疗后生活质量。

24. 晚期、未控、复发子宫颈癌的治疗原则

首先，笔者认为对晚期、未控、复发子宫颈癌患者确定治疗原则时，要考虑患者的年龄、当前的全身情况即免疫功能状况，再详细了解其治疗历史（是否已经手术或放化疗）。在做盆腔检查时了解复发病变是否为中央性复发，以及是否已到盆壁或盆底，再决定治疗方案，特别是中青年复发患者，要尽可能争取治疗，不要轻易放弃。

治疗方案可考虑以下几种。

（1）放射治疗

近年来，放疗技术在临床中广泛应用，但经过一段时间的实践及观察后发现，部分未接受过放疗的术后复发子宫颈癌患者，以及放疗后放射野外复发的患者可在放疗中得到非常好的疗效，且放疗后放射野内复发的患者再程放疗也可以得到较好的控制或长期生存。

1）初治未接受放疗的患者（术后复发或放疗后放射野外复发、野边缘复发）：此部分患者由于既往没有经历过放疗，或需要放疗的复发部位在上一次放疗的放射野外或放射野边缘，本次放疗范围内的正常组织器官最高放疗受量上限与初次治疗相同或相似，故治疗原则与初次放疗无明显区别，可承受肿瘤靶区及临床靶区较高的处方剂量，得到较好的疗效。据统计，中山大学肿

瘤防治中心于 2012 年收治 89 例术后复发或放疗后野外盆腔、腹主动脉旁淋巴结复发患者（已经过 PET-CT 检查排除其余部位血行转移的患者），给予调强放疗，必要时配合近距离后装放疗，随访后统计数据提示，局控率达到 90%（放疗后 1 个月评价疗效），其 2 年生存率高达 82%，部分患者在放疗 1 个月后发现肝转移、骨转移、脑转移等。

2）放疗后野内复发的再程放疗问题：子宫颈癌根治性放疗后约有 10% 病例复发，仅限于盆腔，而不伴远处转移。原放疗盆腔区域内的复发约占 80%，其中 20% 的复发早期可以考虑进行再次挽救性放疗。对位于盆腔中央原放疗区的复发病灶可考虑手术切除，但与手术相关的严重并发症不可忽视，而对于盆腔多灶复发，或由于存在医疗禁忌，或复发部位不适合进行手术治疗者，可采用的有效治疗措施非常有限，这部分患者的肿瘤局控率和生存率均不佳。

目前已发表的妇科肿瘤再放疗的研究非常有限，因此，对于再放疗时的剂量限制和正常组织的耐受性、再放疗对组织修复的影响，以及放疗的时间间隔均知之甚少。肿瘤放疗领域的技术进展，如图像引导的放射治疗和调强放射治疗等的广泛应用，逐渐使再程放疗成为可能，并极其缓慢地在临床中开始尝试应用，这也推进了对盆腔复发灶进行再次放疗的可行性研究，期待能改善目前预后较差的现状。

中山大学肿瘤防治中心在治疗再程放疗的复发性子宫颈癌

时，遵循了以下几个重要原则：

1）选择一般状况好、无远处转移的盆腔局部复发患者进行再程放疗，放疗前应行 PET-CT 检查排除远处转移。

2）放疗范围尽量小：再程放疗的靶区范围应通过 MRI、PET- CT 等检查结果来综合确定；原则上仅包括复发病灶及周围外扩 1 cm 左右的范围，不包括淋巴结引流区（除非为淋巴结复发）；尽量分段放疗并在分段时重扫 CT，重新勾画靶区（经常可以发现病灶较放疗前缩小）并重新制订放疗计划。

3）放疗目的及放疗剂量应根据肿瘤反应情况来决定：如果放疗中重扫 CT 发现肿瘤较前明显缩小且症状明显缓解，提示肿瘤细胞对放射线敏感，可以预期较好的疗效，可期待根治性放疗或高姑息性放疗，可适当提高放疗剂量至 60 Gy 以上；如果放疗中重扫 CT 提示肿瘤较前无变化或缩小不明显，且患者症状缓解不明显，提示肿瘤细胞对放射线不敏感，放疗效果不佳，应调整放疗目的为姑息性并降低放疗剂量。

4）放疗期间联合热疗：德国肿瘤放射治疗学会发布了局部和区域热疗的应用指南，强调热疗必须且只能与放疗或化疗联合应用才会有效，再程放疗与区域深部热疗的联合应用可以取得较好的效果。其机制可能是热疗促进了血液循环，增加了肿瘤局部氧含量，同时可促进胃肠道血液循环，减少肠道放疗毒性不良反应。

5）注意对症支持治疗：再程放疗患者一般放疗不良反应较明显，应注意对患者的健康教育，并加强营养，注意对症支持治疗，以保证治疗能够顺利进行。

可用放射性粒子 ^{125}I 手术植入行近距离治疗，^{125}I 粒子植入治疗复发性子宫颈癌的剂量为 130 ～ 150 Gy（70 粒左右），粒子活度为 0.6 ～ 0.7 mCi（22.2 ～ 25.9 MBq），^{125}I 放射性核素的半衰期为 59.6 天，发射出能量线为 27.4 ～ 31.5 KeV 的 X 射线和 γ 射线。

肿瘤组织间植入放射性粒子所产生的 γ 射线能量能持续对肿瘤细胞起作用，可进行组织间永久植入近距离治疗，由此能不断地杀伤肿瘤干细胞，经过足够的剂量和足够的半衰期，能使肿瘤细胞全部失去繁殖能力，从而达到较彻底的治疗效果。其剂量随距离的增加迅速衰减，这可以减少对周围正常组织的损伤。笔者在扩大盆腔廓清术（laterally extended endopelvic resection，LEER）中应用两例并观察 1 年 6 个月，效果良好。

最后笔者认为，如果患者初次就诊时已属晚期子宫颈癌Ⅳb 期，已明显侵犯膀胱或直肠，最好不做放射治疗，因为放疗后很可能造成膀胱阴道瘘或直肠阴道瘘，而且这种瘘道是根本不可能愈合或用手术修补的，因此，最好选择直接做盆腔廓清术治疗。

（2）手术治疗

对一部分晚期、未控或复发患者，特别是已经过手术或足量放射治疗的未控、复发患者，除姑息治疗之外，还有一个治疗选择就是再做一次更大的手术——盆腔廓清术（exenteration），把复发肿瘤和累及的盆腔器官如膀胱、直肠一并切除，然后根据切除情况做腹部代膀胱和人工肛门，这是妇科最大手术，将会给患者带来巨大的身心创伤，但同时也是能够给晚期、复发患者一个最后挽救生命机会的手术，这个手术在 1946 年由 Brunschwig 首先用于复发的子宫颈癌，其给那些面临死亡的患者提供了一个 5 年生存率（能有 40%～60% 治愈和生存的希望）。当时主要是针对放疗后中心性复发患者的扩大手术，根据患者全身情况、精神因素、家庭条件等选择盆腔廓清术（前盆、后盆、全盆廓清术）。如果复发癌已达盆壁或盆底，即认为已失去该手术治疗的可能性而放弃手术，因为经典的盆腔廓清术只是针对中心性复发的患者而设计的。复发达到盆壁或盆底时，则被认为是不可能做到切缘无瘤的手术，所以，长期以来，盆腔廓清术的指针只能是对中心性复发的患者，但很遗憾的是，我国多数的复发患者就诊时，已错过中心性复发阶段而复发到盆底或盆壁。2003 年笔者做第 1 例此类复发患者盆腔廓清术且同时切除盆壁闭孔肌时，从有关文献中了解到德国 Michael Hockel 已进行了多例此类大范围的盆腔廓清术并命名为 LEER（laterally extended endopelvic resection）手术，并提出胚胎发生解剖学（ontogenetic anatomy）概念为 LEER 手术的基础。为此，笔者专程前往德国莱比锡当面请教，了解到胚胎发生解剖学和传统器官解剖学的不同，子宫颈癌浸润转移是按胚胎发生的腔室进行的，这解释了膀胱受累的情况多于直肠，而盆腔廓清术中多数不保留膀胱，这就是选择前盆腔廓清术的原因。过去认为，复发肿瘤已侵犯到盆壁或盆底的病例，已失去手术条件，按照胚胎发生解剖学的观点，实际上多数并不是肿瘤的侵犯，而是一种肿瘤周围的炎性粘连，因此，扩大的手术可以做到无瘤切缘的整块切除，所以，仍然可考虑选择更大范围的 LEER 手术或手术和放射联合治疗（combined operative and radiotherapeutic treatment，CORT）。根据胚胎发生解剖学的观点，子宫颈癌复发很少直接侵犯到盆壁或盆底肌肉，所以可以实行这种扩大的盆腔廓清术。此两种手术是妇科特大手术，会给患者身心造成很大伤害，但在现代技术的支持下可以起到很好的效果，可以取得 50% 的 5 年生存率。手术中对血管损伤的预防处理，可以将复发的肿瘤包块整块地切除，从而减少出血，特别是对盆壁闭孔肌和盆底的提肛肌切除可以达到很好的效果。另外，采用带血管蒂的大网膜作为盆底的铺垫，可大大减少术后肠坏死致肠瘘的并发症。

笔者的教训是，放射治疗后的盆腔廓清术不宜用回肠替代膀胱，因为放射后发生小肠吻合口瘘的危险性很大，如果发生这种肠瘘可以造成致死性的结果，1 例中年子宫颈癌Ⅲb 患者，放射治疗 1 年余肿瘤复发至盆壁，并发生膀胱、直肠阴道瘘，一般情况尚好，遂安排 LEER 手术，术中整块切除了子宫颈癌复发病灶、盆壁闭孔内肌及膀胱、直肠，做回肠代膀胱手术、乙状结肠造瘘术、盆底完全封闭术，病理报告所有手术切缘未见癌。术后一切正常并恢复正常饮食。但在术后 18 天时盆底伤口有绿色液体流出，随即盆底伤口裂开，大量绿色小肠液流出并腐蚀伤口周围组织，产生剧烈疼痛，检查发现为回肠吻合口瘘，经联系转南京肠瘘专科医院，很不幸，在转院后第 2 天，患者突然盆底伤口大出血（消化液腐蚀盆腔血管）经抢救无效而死亡。该病例给笔者留下深刻、难忘的教训，即放疗照射过的肠道（也包括其他任何组织）愈合能力是很差的。因此，放疗后未控、复发患者做盆腔廓清术时建议采用乙状结肠上端代膀胱或做输尿管腹壁造瘘手术，不能做回肠代膀胱手术，因为要避免回肠吻合术，进而避免这一致命性并发症——肠瘘的发生，这样才是比较安全的。

由于我国目前多数医院尚无术中放疗设备，也无条件做到术中置管术后后装放射治疗（CORT），但可用放射性粒子术中植入治疗，即采用目前我国临床可使用的放射性粒子 ^{125}I 植入肿瘤切除区，过去由于使用剂量不够，效果不显著，目前建议植入治疗复发性子宫颈癌的剂量为 130 Gy，术中可植入 ^{125}I 粒子 60～70 粒，可有 CORT 相同效果。

目前应用输尿管腹壁瘘或乙状结肠代膀胱和结肠造口都有密封性很好的尿袋和粪袋，不但不会外泄，而且连气味都感觉不到，熟练的患者能自己换洗粪袋、尿袋，十分方便，而且并不影响日常生活。一些恢复较好的患者术后甚至可以参加国内外旅游等各种社会活动，如果术中再同时做人工阴道，还可以维持正常的性生活，提高术后生活质量和生存率。以下分享 1 例子宫颈癌复发后做 LEER 盆腔廓清术的案例。

徐某，46 岁，2014 年 8 月子宫颈癌 Ⅱ a 期，在某大医院确诊后决定放射治疗，放疗后半年出现大小便困难、阴道出血，于

2015 年 4 月又去另一家大医院做了子宫切除术，3 个月后出现直肠阴道瘘和膀胱阴道瘘，且出现持续性的阴道出血，导致重度贫血。2016 年 2 月来本院求治，经检查发现盆腔复发包块侵及膀胱和直肠，达到两侧盆壁，伴重度贫血。经 PET 检查没有发现腹腔和远处的转移，在本院纠正贫血后做盆腔侧壁脏器廓清术，术后半年基本恢复正常，可以生活自理，可外出旅游，目前观察已近 3 年。

因此，笔者建议，对未控、复发的中青年患者应及时处理，争取手术，不要轻易放弃，尽管治疗后 5 年生存率只有40% ～ 60%，但这对于挽救生命也是非常值得的。以下是该患者手术及预后相关图片（图 12 至图 15）。

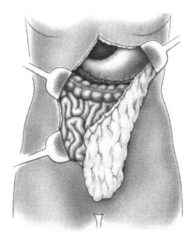

图 12　游离大网膜保持右侧血循环（彩图见彩插 4）

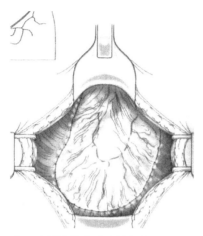

图 13　用大网膜铺垫作为盆底的保护（彩图见彩插 5）

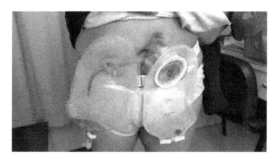

图 14　廓清术后的造瘘（尿袋和粪袋）（彩图见彩插 6）

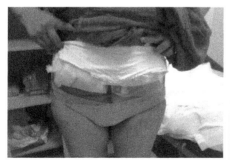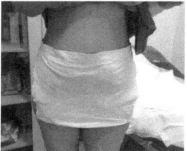

图 15　廓清术后自我护理的现状（彩图见彩插 7）

（3）免疫治疗

最近建议选用免疫联合抗血管生成来治疗复发肿瘤，配合放疗或手术治疗复发肿瘤也受到重视，如 PD-1 单抗联合口服抗血管小分子药物治疗复发性子宫颈癌有一定效果。笔者认为，可以在一些身体、免疫功能较好的中青年复发患者选择放化疗或手术治疗时同时应用，以提高复发子宫颈癌的治愈率和患者的生活质量。目前建议的治疗方案：卡瑞利珠单抗 200 mg vi，每两周一次，两次为一个疗程；口服阿帕替尼 250 mg，1 次 / 日，连续四周为一个疗程。以上治疗可给 3 ～ 6 个疗程，如效果明显，可连续治疗 1 年。

子宫颈癌淋巴的处理

25. 子宫颈癌的扩散与淋巴转移

由宫颈上皮高度病变发展到浸润癌需 5 ～ 10 年，一旦形成浸润癌，即可直接蔓延或发生淋巴转移，血行播散比较少见。癌细胞可沿着组织间隙而侵犯邻近组织，宫颈癌向上蔓延，可侵至子宫体，向下浸润可累及阴道穹窿及阴道侧壁，因前穹窿较后穹窿浅，所以阴道前壁的浸润常较后壁早，因此宫颈癌的扩散主要是以宫颈为中心向两侧主韧带、后侧骶韧带扩散；其次是沿着双侧盆壁大血管髂总、髂外、髂内、闭孔淋巴结转移，晚期患者可向上至腹主动脉旁淋巴结转移。

26. 不同临床期别子宫颈癌淋巴的转移率

子宫颈癌淋巴转移率很多单位报道不一，有很大差异，但总的来说，早期浸润癌（Ⅰ期）的淋巴转移率极低，如 Benson 和 Averette 报道转移率仅为 0.6%，王肇敏统计 118 例 Ⅰ 期子宫颈癌淋巴转移率为 0.8%。Plentl 总结 6560 例宫颈癌 I b 期的淋巴转移率为 15.4%，Ⅱ 期为 28.6%，Ⅲ 期为 47.0%。VanNagelli JR 等报道 1710 例子宫颈癌 I b 期淋巴结转移率为 19.8%，Ⅱa 期为 26.6%，Ⅱb 期为 36.1%，Ⅲ 期为 42.7%，Ⅳ 期为 56.5%。笔者最近查的 2020 年 3 月 UpToDate 报道，子宫颈癌中淋巴结转移率 I a1 期为 0.6%，I a2 期为 7%，I b 期为 12%，Ⅱ 期为 12% ～ 27%，Ⅲ 期为 25% ～ 39%，Ⅳ 期为 56% ～ 66%；腹主动脉旁淋巴转移率 I b 期为 8%，Ⅱa 期为 12%，Ⅱb 期为 29%，Ⅲa 期为 17%，Ⅲb 期为 27%，Ⅳa 期为 47%，Ⅳb 期为 56%。这些数据虽然来源于很多不同医院的综合报道，且来自不同地区、医院差别大，但是可以给我们在制订治疗方案时提供一些参考。从以上报道也可以看出，尽管已经是Ⅲ期患者也可能有 50% 以上没有淋巴结转移，甚至Ⅳ期患者也有 40% 左右没有淋巴结转移。因此，早期癌也有淋巴转移，晚期癌也有不发生转移的，为什么会这样？笔者认为，这就明显说明淋巴转移和患者的免疫功能有很大的关系。

根据上海、山东等地资料统计，淋巴转移的先后顺序是闭孔淋巴结（39% ～ 39.6%），髂内、外淋巴结（27.4% ～ 38%），宫颈旁淋巴结（10.5% ～ 15%），髂总淋巴结（6.8% ～ 11.6%），腹股沟淋巴结（5.6% ～ 6.3%）。Plentl 总结了 744 例子宫颈癌患者，在有转移的淋巴结中多为髂外淋巴结、闭孔淋巴结及髂内淋巴结，少数为主动脉旁淋巴结、骶淋巴结。Malur 等报道（2001 年），最常发生转移的淋巴结为闭孔淋巴结（86%），其次为髂外淋巴结（22.9%）、髂内淋巴结（17.4%）和髂总淋巴结（12.7%）；盛修贵等认为（2004年），闭孔淋巴结的转移率（61%）高于髂外淋巴结（30%）、髂内淋巴结（5%）、髂总淋巴结和腹股沟深淋巴结（2%）；Sakuragi 等的研究（2005年）也认为，闭孔淋巴结是最常见的盆腔淋巴结转移部位。张海燕等（2008年）应用 PET-CT 对 43 例宫颈癌患者的盆腔淋巴结转移状态进行分析，其分布依次为子宫旁淋巴结（23.29%）、闭孔淋巴结（21.92%）、髂外淋巴结（16.44%）、髂内淋巴结（15.07%）、髂总淋巴结（10.96%）和主动脉旁淋巴结（12.33%）。

综上所述，转移的淋巴结多位于闭孔窝、髂外动静脉、髂内动静脉干及它们的分支周围，与子宫淋巴流向是完全一致的。因此，掌握了血管分支的走行和分布关系也就了解了癌淋巴转移的途径和可能侵入的局部淋巴结。

27. 子宫颈癌的前哨淋巴结

Cabanas（1977年）首先提出了前哨淋巴结（sentinel lymph node，SLN）的概念，即首先接受原发肿瘤淋巴引流的淋巴结就是前哨淋巴结，它可作为屏障暂时阻止癌细胞的进一步扩散，并提出切除前哨淋巴结以检查是否转移，然后再确定是否进行大范围淋巴结清除术的观点。但对于子宫颈癌的淋巴转移，哪些淋巴结是前哨淋巴结？至今对此尚存有不同的意见。Benedetti-

Panici、Suprasert 发现，出现盆腔淋巴结转移的病例均有子宫旁淋巴结转移，认为该淋巴结为前哨淋巴结，Girardi 的研究也认为子宫旁淋巴结相当于前哨淋巴结，李斌、Levenback 等认为子宫旁淋巴结是转移的好发部位，因子宫旁淋巴结靠近宫颈，容易被忽略。但 Sakuragi、Malur、盛修贵和张海燕等报道（2008 年）的研究均认为，闭孔淋巴结相当于前哨淋巴结。此外，很多研究表明，癌瘤可呈跳跃式转移，因此，除提到的子宫旁淋巴结和闭孔淋巴结之外，髂外淋巴结和髂内淋巴结也可能直接收纳子宫颈部的集合淋巴管，而属于前哨淋巴结。

有如此多不同部位的淋巴结被认为是前哨淋巴结，我们怎么判断？前哨淋巴结是要在手术中取出直接送冷冻活检以确定是否有转移再决定是否应该做系统淋巴清扫手术的，首先，暂不说手术者必须在手术中等待 30～40 分钟的冷冻活检病理报告，而且都知道冷冻活检病理的最高准确性也只有 70%，术者能根据冷冻活检的结果决定是否进行盆腔淋巴清扫手术吗？其次，如果有几个位置的淋巴结均显示可能是前哨淋巴结，那是不是这些部位的淋巴结都需要切除送冷冻活检？如果需要这么做，那与做系统盆腔淋巴清扫手术就几乎一样了。我们做前哨淋巴结活检的目的是想要保护淋巴系统，如果这样做还有意义吗？因此，笔者认为，宫颈癌前哨淋巴结的应用没有临床价值，不仅操作繁琐、费时且费用高、不够准确，不如术前就用 PET-CT 检查，虽然 PET-CT 费用较高，但能在术前了解淋巴转移情况，避免对正常淋巴系统的破坏，因此，笔者不同意子宫颈癌术中检查前哨淋巴结的做法，且实际上多数医院都没有做这一检查。

28. 远部位的淋巴转移

在子宫颈癌晚期，其可转移至左锁骨上淋巴结（Virchow 淋巴结）。Plentl 总结的 116 例子宫颈癌患者中，锁骨上淋巴结转移率为 6.7%。Ketcham 对 84 例晚期子宫颈癌患者进行锁骨上淋巴结检查发现，13% 发生转移。Uchsbaum 认为腹主动脉淋巴结阳性者，锁骨上淋巴结转移可高达 50%。

在正常情况下，子宫颈的淋巴经过盆腔淋巴结、腰淋巴结及胸导管而注入颈静脉角，即途中并不经过锁骨上淋巴结，但子宫颈癌的癌细胞可由胸导管逆行进入颈淋巴干，从而累及左锁骨上淋巴结。子宫颈癌的锁骨上淋巴结转移，多发生在左侧，而一旦发生锁骨上淋巴结转移，即为肿瘤Ⅳ期，是肿瘤晚期的表现，因为此时是癌细胞向血循环转移的最后一道关口，虽然转移的癌细胞被局限在锁骨上淋巴结内，但极易因免疫力低下、手术操作破坏淋巴结或淋巴管而导致癌细胞突破淋巴结而进入血行播散，导致肺、脑、肝等重要器官的转移，即使采取局部放疗、手术、化疗等强化治疗措施，绝大多数患者均于短期内死亡。所以，当患者一旦出现锁骨上淋巴结转移，则意味着多数患者的生存期不会超过半年。但笔者认为，患者淋巴转移已经到晚期程度，免疫能力已濒临崩溃，任何"外科性诊断、切除的处理方式"都会事与愿违，帮倒忙。笔者曾多次见到，特别是穿刺诊断、手术活检、淋巴切除等措施后再给予放射治疗反而加速了癌细胞的扩散和患者的死亡。反之，如果临床上已明确有锁骨上淋巴结转移，不做任何以上外科性的诊断和处理而给予支持、保护、提高免疫功能的措施后，再酌情给予局部放射治疗，患者或可带瘤生存一段时间，这样不会促进和加快患者的死亡，也不会让患者遭受更多的痛苦且不会增加患者的经济负担。

29. 影响淋巴转移的因素

（1）原发癌瘤大小（已列入分期）

宫颈肿瘤体积越大，淋巴转移率越高。Friedell 等报道 40 例 I 期患者中，病变 < 1 cm 者，无淋巴结转移；病变为 1.1 ～ 2 cm 者，14% 有盆腔淋巴结转移；病变 > 2 cm 者，29% 有盆腔淋巴结转移。Piver 报道 289 例手术者 I 期淋巴结转移率为 26.8%，病灶 < 3 cm 者淋巴结转移率为 21.2%，病灶 > 3 cm 者淋巴结转移率为 35.2%；II a 淋巴结转移率为 33.6%，病灶 < 3 cm 者淋巴结转移率为 21%，而 > 3 cm 者淋巴结转移率则上升到 42.1%。综上所述，原发瘤越大，患者免疫力越低，不能在淋巴结内杀灭肿瘤细胞，反而在淋巴结内增生使淋巴结的性质和外形都发生变化。癌细胞充满淋巴结后会再向上一级淋巴结转移，因此原发肿瘤越大越易发生淋巴结转移，预后也越差。但在确定原发病灶大小时，还需注意宫颈癌的类型。外生型易查明其病灶大小，相对来说免疫力比内生型要好一些，而内生型不但不易早期查清病灶范围，而且该型因免疫力低下更易发生深部组织浸润和淋巴结转移，临床上需要更加注意。

笔者认为，以上报道不够详细，按现在的分期，Ⅰa 期的淋巴转移不到 1%，Ⅰb 期又分为 Ⅰb1（＜2cm）、Ⅰb2（2～4cm）、Ⅰb3（≥4cm）等，因此，再笼统地说临床Ⅰ期的淋巴转移率就很不准确，因为Ⅰa 期和Ⅰb 期差别很大，甚至Ⅰb1、Ⅰb2 及Ⅰb3 宫颈癌原发灶的大小差别也很大，根据前述宫颈局部肿瘤病灶越小转移率越低，临床期别越晚转移率越高，这些转移率是和患者免疫功能有关的，因此，笔者认为，过去众多学者报道的各期淋巴转移率只能作为参考，还是要根据患者的全身情况、免疫功能，以及详细的临床分期、子宫颈间质浸润深度、脉管间隙受侵程度、病理类型、组织分化程度等多种因素来决定治疗方案和判断预后。

（2）子宫颈间质浸润深度

肿瘤细胞侵入间质越深，侵入微血管和淋巴管的机会就会越多，所以发生淋巴结转移也就会越多。

（3）脉管间隙受侵

当发生脉管间隙受侵这种现象时，说明癌细胞已经或即将侵入微血管或淋巴管，淋巴结转移率会增高。在宫颈活检中发现微血管、淋巴管中有癌栓者，其淋巴转移率可能增高。Van-Nagell 报道 100 例子宫颈癌Ⅰb 患者中，无血管癌栓者淋巴转移率为 6%，有血管癌栓者淋巴结转移率为 34%。

以上 3 项均说明原发灶大、生长迅速的肿瘤可直接侵犯间质及其中的血管和淋巴管，主要原因仍然是患者的机体免疫力下降导致肿瘤细胞的快速增生，从而发生转移和扩散。

（4）病理类型、组织分化程度

据 Boteuallusia 报道，基底细胞型淋巴转移率仅为 4%，梭形细胞型淋巴结转移率为 58.3%，而腺癌淋巴结转移率上升到 85.7%。故根据病理检查结果，可以预测淋巴结转移和局部浸润扩散情况，并据此提出治疗方案。因此笔者认为，基底细胞型子宫颈癌可行 PRS（Piver-Rutledge-Smith）的 Ⅰ 型手术或经阴道广泛切除术。而梭形细胞型子宫颈癌因局部浸润和淋巴转移较多，应行 PRS Ⅲ 型手术或子宫广泛切除术。如单纯手术不能取得满意疗效，是否同时行淋巴清扫？这个最好术前用 PET-CT 确定，根据手术病理检查结果再决定是否采用放化疗。宫颈管腺癌的淋巴转移更多，故放化疗配合手术治疗十分重要。但年轻患者为保护卵巢功能不被破坏，应尽可能避免放射治疗而选择手术治疗，可考虑术前行新辅助化疗之后进行子宫广泛切除术，如术前明确有淋巴转移，可做淋巴清扫手术或术后给予淋巴化疗。

肿瘤分化程度越低，其恶性度越高，浸润能力越强，因此，淋巴结转移可能性越大，预后越差。陈亦乐报道，病理分化 Ⅰ 级、Ⅱ 级者淋巴结转移率为 6.8%，Ⅲ 级者转移率为 27.9%。病理类型与淋巴转移也有关系，Derescher 等报道，腺癌淋巴转移较鳞癌显著增高。江涛等分析 381 例子宫颈癌患者发现，鳞癌淋巴转移占 9.8%，非鳞癌占 19.7%。这些提示腺癌多为内生型，易于深入侵犯宫颈间质、血管淋巴间隙而容易发生淋巴转移。

30. 子宫颈癌淋巴转移与 5 年生存率

淋巴转移是影响总生存率的独立预后因素，子宫颈癌患者盆腔有无淋巴结转移对预后影响较大。Churches 报道有盆腔淋巴结转移者，5 年生存率仅为 38%，无淋巴结转移者，5 年生存率可达 85.4%。据报道 I 期、II 期子宫颈癌盆腔淋巴结转移组 10 年生存率为 67.6%，无转移组 10 年生存率为 85%。这说明转移的发生是患者机体免疫功能下降的表现，因此，复发率和死亡率均高于免疫功能正常的患者。

盆腔淋巴结阳性者生存率与淋巴结转移部位相关，其中髂总淋巴结或腹主动脉旁淋巴结转移是子宫颈癌预后的高危因素，因为到这两个部位的淋巴转移往往说明之前已经有广泛的盆腔淋巴结转移（表5）。另外，这两个部位的淋巴转移也容易发生腹主动脉旁淋巴结转移，同时也说明患者的免疫功能已经下降或已经到达很低的程度了。在临床上，当发现淋巴结转移时往往已经转移至远处，因此，手术或放疗均难以根治，反而会使患者生存率下降，复发率及死亡率增加。

表 5　淋巴结转移与宫颈癌预后的关系

部位	5 年生存率
无淋巴结转移	91.5%（85%～90%）
盆腔淋巴结	67.5%（52%～62%）
髂总淋巴结	46.1%
腹主动脉旁淋巴结	27%

资料引自：孙健衡，蔡树模，高永良 . 妇科肿瘤学 . 北京：北京大学医学出版社，2011.

31. 淋巴结镜下形态与预后

随着免疫学的发展，我们对淋巴细胞、淋巴器官与机体的免疫状态有了进一步认识。临床上发现一些肿瘤虽然类型、期别、治疗方法相同，但预后却有明显差异。有人通过对子宫颈癌区域淋巴结免疫反应的病理组织学进行观察，寻找肿瘤免疫反应组织学依据。山东医科大学病理解剖教研室报道，将子宫颈癌广泛子宫切除术中腹膜外淋巴清扫术所见的淋巴结在 Tsakraklides 等描述的基础上分为 3 型，即淋巴细胞优势型、生发中心优势型及淋巴细胞削减型，其发现：

（1）淋巴细胞优势型的淋巴结转移率为 10.7% 左右，生发中心优势型的淋巴结转移率为 28.2% 左右，淋巴细胞削减型的淋巴结转移率为 35.9% 左右，以淋巴细胞优势型转移率最低。

（2）淋巴结分型与淋巴结转移患者 5 年生存率：①淋巴细胞优势型 5 年生存率为 86.4%～93.2%。②生发中心优势型 5 年生存率为 75%～82%。③淋巴细胞削减型 5 年生存率为

45.4% ～ 56.4%。

（3）淋巴细胞优势型、生发中心优势型及淋巴细胞削减型的特点：①淋巴细胞优势型显示皮质淋巴组织中嗜派洛宁细胞增生、活跃，反映了淋巴细胞免疫功能。这些嗜派洛宁细胞经过肿瘤抗原刺激后已成为特异性的效应细胞，通过血液循环到肿瘤周围，释放出大量的淋巴素，抑制肿瘤细胞的新陈代谢与核分裂，发挥杀灭肿瘤的作用。②生发中心优势型淋巴结髓索中有较多的浆细胞。目前认为生发中心之所以产生淋巴细胞，是由于后天受到肿瘤抗原刺激，淋巴结产生反应。这种反应与浆细胞及体液免疫的产生有密切的关系，它代表 B 淋巴细胞的活动反应。③淋巴细胞削减型淋巴细胞减少，纤维组织增多，预示免疫功能的下降和衰竭。

近代学者认为，上述现象都是机体对肿瘤浸润和扩散的局部防御反应，它通过淋巴单核－吞噬细胞系统调节免疫功能。由此可见，有淋巴细胞反应的机体免疫功能对肿瘤患者的生存率有非常重要的作用。所以，不应单纯从病理类型、恶性程度、浸润范围、手术的彻底性来判断预后，还必须考虑到淋巴结转移、淋巴系统的免疫功能、癌周淋巴细胞的数量，以全面估计其预后。

32. 肿大淋巴结的鉴别诊断

在临床上，有时术中常遇到肿大及坚硬的淋巴结，医生会因此而放弃手术，但最后结果却报告为结核、炎症或子宫内膜异位等，这说明手术时明确淋巴结病变性质十分必要，应由有经验的妇科肿瘤医生结合淋巴结硬度、颜色、脆性、边界、剥离难易度来综合分析，才能取得正确的诊断。一般来说，早期肿瘤转移的淋巴结较软，呈灰黄色，与周围血管、脂肪组织容易分离；晚期转移可包绕血管，不易分离，如果破碎，内容物可见密集细胞溢出；炎性淋巴结比较有韧性，呈灰白色，与周围血管、组织粘连较多，界线不清；结核性淋巴结呈黄色，比较硬，容易分离，破碎后有黄色坏死组织细胞流出；子宫内膜异位的淋巴结较硬，呈咖啡色，不易剥离。目前我们已经可以在术前采用 PET-CT 了解是否有肿瘤淋巴转移的可能性，这样就可以避免这些情况再次发生了。

33. 子宫颈癌淋巴转移的治疗

日本高桥氏曾经通过动物实验提出用抗癌药乳剂经局部注射来治疗局部淋巴结转移，但效果不确定。从 1898 年 Wertheim 实施子宫颈癌广泛子宫切除术和盆腔淋巴清扫手术以来，目前最常用的治疗淋巴转移的方法是手术，即对"转移的淋巴"患者采用系统的盆腹腔淋巴清扫手术，或先行盆腹腔淋巴清扫手术，如果发现淋巴结阳性则再补以放射治疗，或对不做手术者直接在盆腔和腹主动脉旁区域行同步放化疗。为了提高疗效，现已改进放射源，如选用电子加速器、中子射线或质子等治疗，亦有在放射的同时用高压氧或增敏药物，这对减少并发症和提高疗效有一定作用。总之，对淋巴结转移的处理原则可归纳为：能手术切除者在术后辅以放疗或化疗，如不能手术者应尽量明确部位，给予同步放化疗。笔者认为，以上对淋巴转移均不是最好、最理想的治疗方法，不管是否有淋巴转移，宫颈癌Ⅰb期患者一律做盆腔淋巴清扫手术会导致80%以上的正常淋巴结被无辜清扫，破坏患者自身免疫力。放射治疗，不管是近距离放射治疗还是体外照射治疗其不良反应均较大，而且破坏了没有转移或仅有少数淋巴结转移的整个正常淋巴系统。因此，笔者认为最好是在能够保护淋巴系统功能的情况下，只对有淋巴结转移者进行有效治疗，就是淋巴化疗。如果子宫颈癌广泛子宫切除术切除范围规范、足够，淋巴清扫手术后病理发现有淋巴转移时也不需要再做放射治疗，因为这可引起严重的淋巴水肿后遗症，导致治疗非常困难，严重影响患者的生活质量。

子宫颈癌的预防

34. 国内外对子宫颈癌预防性 HPV 疫苗人群干预效果的评价

自 20 世纪 80 年代 HPV 被证实是子宫颈癌的致癌原因以来，90 年代初 HPV 病毒样颗粒（virus-like particle，VLP）在体外被成功制备，近 20 年来，以 HPV VLP 为核心的疫苗研发成功，子宫颈癌预防性疫苗也已在全球广泛应用。

HPV 疫苗俗称子宫颈癌疫苗，可用来预防女性子宫颈癌和男性、女性生殖器癌，以及生殖器疣。HPV 疫苗可分为三类：一是预防 HPV 感染的预防性疫苗；二是清除感染、治疗病变的治疗性疫苗；三是预防、治疗的联合疫苗。目前，仅对预防性 HPV 疫苗开发并上市，可用于预防 HPV 感染从而防止发生宫颈病变，并预防子宫颈癌的发生。目前全球已上市的 HPV 疫苗有 3 种，分别是英国葛兰素史克公司生产的针对 HPV16、HPV18

型的双价疫苗（二价 HPV 疫苗）、美国默沙东公司生产的针对 HPV6、HPV11、HPV16、HPV18 型的四价疫苗和针对 HPV6、HPV11、HPV16、HPV18、HPV31、HPV33、HPV45、HPV52、HPV58 型的九价疫苗。总体上，预防性 HPV 疫苗有很好的耐受性和高度的免疫原性，能够诱导产生高抗体滴度，可以有效降低持续性 HPV 感染。疫苗对那些从未感染过 HPV 型别的女性有作用，但是对正在感染 HPV 的女性几乎无效。

35. 国内预防性 HPV 疫苗的临床应用

2007 年，全球疫苗安全咨询委员会（global advisory committee on vaccine safety，GACVS）审核认为二价（HPV16、HPV18）和四价（HPV6、HPV11、HPV16、HPV18）这两种 HPV 疫苗均具有良好的安全性，均可预防青春期早期少女宫颈癌前病变和宫颈癌。此外，四价疫苗还可用于预防女性生殖道尖锐湿疣。而我国首个国产重组 HPV 疫苗也于 2019 年 12 月获批上市，该疫苗适用于 9～45 岁女性，目前已在多个地区开始接种，并有多位女性接种该疫苗。据报道，我国第二款二价 HPV 疫苗也在准备申请上市中，这意味着未来接种 HPV 疫苗时我们将会有更多的选择。

36. 子宫颈癌预防性疫苗在人群中的应用

HPV 疫苗作为全球第一个对抗癌症的疫苗，欧美很多国家已经把 HPV 疫苗纳入国家计划免疫项目，为广大人群接种已有10 多年。二价 HPV 疫苗（商品名：希瑞适）可预防 90% 的子宫颈癌，四价 HPV 疫苗可预防约 70% 的子宫颈癌，而九价 HPV疫苗新增加五种高危型 HPV 病毒亚型，可预防 90% 的子宫颈癌，最近又报道有十三价 HPV 疫苗问世。笔者认为这些多价疫苗不具有大规模人群预防接种的应用价值。

鉴于 HPV 预防性疫苗的高度有效性和安全性，目前四价HPV 疫苗和二价 HPV 疫苗已在全球 140 多个国家和地区上市（包括中国香港、中国澳门和中国台湾地区）。已有 58 个国家（占全球国家的 30%）在本国的免疫规划中针对女孩接种 HPV 疫苗。

在等待 HPV 疫苗上市的过程中，为促进 HPV 预防性疫苗未来在中国的推广应用，宣传 HPV 疫苗并获得我国人群对 HPV 疫苗的认知和认可非常重要，消除他们对 HPV 疫苗的误解，如在我国大陆还没有正式应用前，一些人不分年龄蜂拥去香港地区接种，造成高价甚至大量假疫苗泛滥，对我国的 HPV 疫苗接种造成不良影响。

37. WHO 对 HPV 疫苗的适用人群、年龄和接种建议

因性行为是 HPV 感染的重要危险因素，因此在未发生性行

为的少女中进行 HPV 疫苗的接种收益率最高。2009 年 WHO 推荐在未发生性行为的 9～13 岁少女中进行 HPV 疫苗接种，该疫苗可采用 2 剂次接种程序进行接种（第 0 个月、第 6 个月分别接种 0.5 mL）。笔者认为中国女孩接种年龄在 13～15 岁即可，因此中国初中女生将是 HPV 疫苗接种的主要目标人群，笔者建议可依托生殖健康部门与学校健康教育部门合作，这样有助于学校 HPV 疫苗项目的开展。

最后，笔者建议 HPV 疫苗接种应该是国家计划免疫的一部分，应优先在我国初中女生中接种 HPV 疫苗，社区服务站和乡村卫生所可针对校外同龄青少年女性进行接种，以便使更多青少年女性获益。

38. 中国人群对 HPV 疫苗的接受度

中国百姓对 HPV 预防性疫苗有一种误解，认为 HPV 疫苗是成年女性才能接种，导致成年女性接受度较高（77%～85%），但对其子女接种 HPV 疫苗的接受度较低（仅 36.2%）。调查发现，大多数人对 HPV 疫苗相关知识较为欠缺，且不知道 HPV 疫苗接种的最佳时间，因此开展相关健康教育活动，提高群众对 HPV 及 HPV 疫苗的认知度是未来推广疫苗接种的关键。

最新证据表明，二价 HPV 疫苗接种所产生的抗体平均浓度几乎不劣于其他疫苗接种所产生的抗体，并可显著节约疫苗成本。因此，WHO 目前已在特定年龄的人群中推荐 2 剂次接种程序。我国有人建议，在全球梯度定价的基础上，中国可尝试形成政府、医疗保险和个人三方费用分摊机制，对不同收入的人群采用不同比例的医疗补助方案，如对少数民族等偏远地区实行政策扶持，国家或宫颈癌防控项目承担 HPV 疫苗接种的全部费用，优先使该部分人群获得 HPV 疫苗的免费接种。同时，对宫颈癌高危重点保护人群实行高额费用补贴方案；对高、中、低收入阶层形成由低到高国家财政梯度比例补贴支付体系，以逐步在中国推广 HPV 疫苗的接种，力求尽早达到卫生资源的公平分配。

苏格兰居民接种二价 HPV 疫苗随访结果显示，在 12 ～ 13 岁女孩中大规模接种二价 HPV 疫苗，7 年后，此人群的 5 种高危型 HPV（HPV16/18/31/33/45）感染几乎消失。另一项研究显示，二价 HPV 疫苗可以预防 95% 以上 CIN 的发生，针对高危型 HPV16、HPV18 引起的 CIN Ⅲ$^+$ 的保护效力为 100%，针对所有高危型 HPV 引起的 CIN Ⅲ$^+$ 的总体保护效力为 93.2%。此外，二价 HPV 疫苗除预防 HPV16、HPV18 外，对 HPV31、HPV33、HPV 45 也具有持续的交叉保护效果，大规模临床研究和群体接种双重验证，二价 HPV 疫苗总体保护效力高达 90% 以上。

二价 HPV 疫苗诱导的应答可持续 9.4 年，模型预测高抗体水平可长达 20 年，甚至 50 年。疫苗耐受性良好，大部分接种者不良反应程度为轻度至中度。同时，中国对二价 HPV 疫苗进行了为期 8 年的临床研究，且研究结果与全球试验结论一致，因此，笔者建议中国宫颈癌疫苗接种采用二价疫苗即可。笔者认为，HPV 疫苗接种应该是国家计划免疫，不应该因地区、民族、经济发展等而有所区别，应该将适龄人群一律纳入接种范围，实行二价疫苗接种，因为我们国家已经是世界第二大经济体大国，即使给约 1 亿女孩全部应用国产二价疫苗接种，我国也有这个能力。此外，这样也可以促进我国疫苗事业的发展。

至于 15 岁以上的成年人也要求接种或符合年龄的女孩要求九价、十三价疫苗接种的，则由个人或家庭自行负担疫苗接种费用。

39. HPV 预防性疫苗与宫颈癌筛查应长期结合进行

2005 年，中国 15 ～ 54 岁女性致癌型 HPV 的平均感染率高达 15.0%。据此推算，中国很大一部分已婚妇女已经感染了 HPV，在今后 30 年内，筛查仍是成年妇女子宫颈癌预防的主要手段，因此，继续开展宫颈癌筛查是子宫颈癌防控的必需举措。WHO 也指出，引进 HPV 疫苗不应影响制定和继续开展现行有效的子宫颈癌筛查项目。子宫颈癌已有较成熟的二级筛查措施（如细胞学、HPV 检测等），后期应将 HPV 疫苗的使用和二级预防筛查相结合，疫苗不能代替筛查。

中国子宫颈癌预防的最佳策略是年轻女孩接种 HPV 疫苗以预防新发感染，年长妇女参加宫颈疾病筛查以便早期发现、早期诊断和治疗，并结合一级预防（疫苗接种）和二级预防（疾病筛查）对子宫颈癌进行防治，这一方案有望成为中国宫颈癌防治的最佳模式。

此外，教育女性减少可能导致 HPV 感染的高危行为，从小养成个人清洁卫生的习惯和良好的生活习惯，不吸烟、少喝酒，保持开朗、阳光的性格，保持良好的免疫功能。卫生部门应为妇女提供有关子宫颈癌筛查、早期诊断和治疗的医疗、科普、教育信息，以及罹患子宫颈癌症后提供及时的治疗等。只有依据中国国情建立子宫颈癌防治的最佳模式，才可能使子宫颈癌成为人类可以战胜的第一个恶性肿瘤。

出版者后记
Postscript

　　科学技术文献出版社自 1973 年成立即开始出版医学图书，40 余年来，医学图书的内容和出版形式都发生了很大变化，这些无一不与医学的发展和进步相关。《中国医学临床百家》从 2016 年策划至今，感谢 600 余位权威专家对每本书、每个细节的精雕细琢，现已出版作品近百种。2018 年，丛书全面展开学科总主编制，由各个学科权威专家指导本学科相关出版工作，我们以饱满的热情迎来了《中国医学临床百家》丛书各个分卷的诞生，也期待着《中国医学临床百家》丛书的出版工作更加科学与规范。

　　近几年，中国的临床医学有了很大的发展，在国际医学领域也开始崭露头角。以北京天坛医院牵头的 CHANCE 研究成果改写美国脑血管病二级预防指南为标志，中国一批临床专家的科研成果正在走向世界。但是，这些权威临床专家的科研成果多数首先发表在国外期刊上，之后才在国内期刊、会议中展现。如果出版专著，又为多人合著，专家个人的观点和成果精华被稀释。为改变这种零落的展现方式，作为科技部所属的唯一一家出版机构，我们有责任为中国的临床医生提供一个系统展示临床研究成果的舞台。为此，我们策划出版了这套高端医学专著——《中国医学临床百家》丛书。

"百家"既指临床各学科的权威专家，也取百家争鸣之义。

丛书中每一本书阐述一种疾病的最新研究成果及专家观点，按年度持续出版，强调医学知识的权威性和时效性，以期细致、连续、全面展示我国临床医学的发展历程。与其他医学专著相比，本丛书具有出版周期短、持续性强、主题突出、内容精练、阅读体验佳等特点。在图书出版的同时，同步通过万方数据库等互联网平台进入全国的医院，让各级临床医师和医学科研人员通过数据库检索到专家观点，并能迅速在临床实践中得以应用。

在与作者沟通过程中，他们对丛书出版的高度认可给了我们坚定的信心。北京协和医院邱贵兴院士说"这个项目是出版界的创新……项目持续开展下去，对促进中国临床学科的发展能起到很大作用"。中国人民解放军第二军医大学孙颖浩校长表示"我鼓励我国的泌尿外科医生把自己的创新成果和宝贵的经验传播给国内同行，我期待本丛书的出版"；北京大学第一医院霍勇教授认为"百家丛书很有意义"。我们感谢这么多临床专家积极参与本丛书的写作，他们在深夜里的奋笔，感动着我们，鼓舞着我们，这是对本丛书的巨大支持，也是对我们出版工作的肯定，我们由衷地感谢作者的支持与付出！

在传统媒体与新兴媒体相融合的今天，打造好这套在互联网时代出版与传播的高端医学专著，为临床科研成果的快速转化服务，为中国临床医学的创新及临床医师诊疗水平的提升服务，我们一直在努力！

科学技术文献出版社

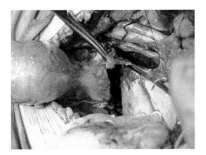

A. 子宫骶韧带切除　　　　　　　　　　　B. 子宫主韧带切除

彩插 1　子宫骶韧带和主韧带切除（见正文 P049）

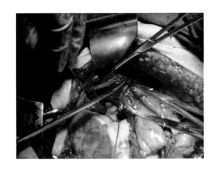
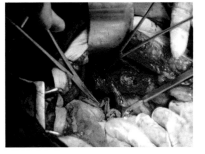

A. 打开输尿管隧道　　　　　　　B. 分离膀胱宫颈韧带（宫颈韧带找
　　　　　　　　　　　　　　　　　准后，才可能切除足够的阴道）

彩插 2　打开输尿管隧道，分离膀胱宫颈韧带（见正文 P049）

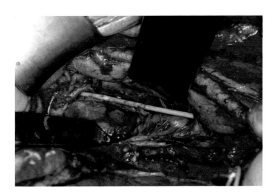

彩插 3　盆腔淋巴清扫术后（淋巴清扫后尽量不放疗，
否则后期容易造成淋巴水肿）（见正文 P049）

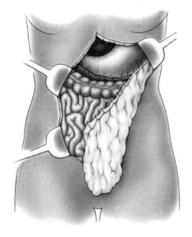 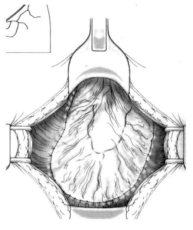

彩插 4　游离大网膜保持右侧血循环　　　彩插 5　用大网膜铺垫作为盆底的保
（见正文 P068）　　　　　　　　　护（见正文 P069）

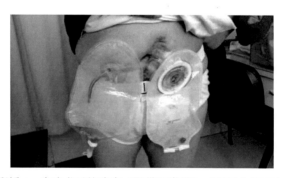

彩插 6　廓清术后的造瘘（尿袋和粪袋）（见正文 P069）

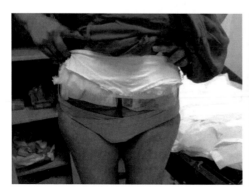 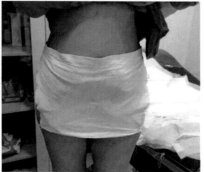

彩插 7　廓清术后自我护理的现状（见正文 P069）